Torsten Liem · Christine Tsolodimos

Osteopathie

Über die Autoren:

Torsten Liem (M.Sc. Ost., M.Sc. paed. Ost., D.O., D.P.O.) ist einer der international renommiertesten Osteopathen. Er ist Mitglied des General Osteopathic Council, der American Academy of Osteopathy, des Verbandes der Osteopathie Schule Deutschland, der World Osteopathic Health Organisation und Gründer der renommierten Osteopathie Schule Deutschland. Torsten Liem entwickelte die Ausbildung zur Osteopathie in Teil- und Vollzeit sowie zur Kinder- und Sportosteopathie und gründete das Osteopathic Research Institute in Deutschland. Er ist Mitbegründer von Breathe Yoga und dem Journal »Osteopathische Medizin« und im Beratungsrat des International Journal of Osteopathic Medicine.
Darüber hinaus ist er ausgebildet in Psychotherapie, NLP und Hypnose sowie Akupunktur. »Mit Hingabe widme ich mich der Verwirklichung osteopathischer Prinzipien in der Praxis und verknüpfe sie mit Prinzipien klassischer chinesischer Medizin und des Yoga sowie mit psychologischen und energetischen Gesichtspunkten.«
Heute leitet er die Osteopathie Schule Deutschland und ihre Lehrklinik. Er lehrt außerdem an verschiedenen Instituten und Schulen im In- und Ausland und hat zahlreiche Fachbücher und Fachartikel veröffentlicht. Er betreibt eine Praxis in Hamburg.

Christine Tsolodimos hat nach ihrem Studium (Griechisch und Deutsch) und einigen Jahren der Berufstätigkeit die Henri-Nannen-Journalistenschule in Hamburg absolviert. Ihr Spezialgebiet als Redakteurin und Autorin sind Gesundheitsthemen. Sie lebt in Hamburg.

Torsten Liem
Christine Tsolodimos

Osteopathie

Gezieltes Lösen von Blockaden

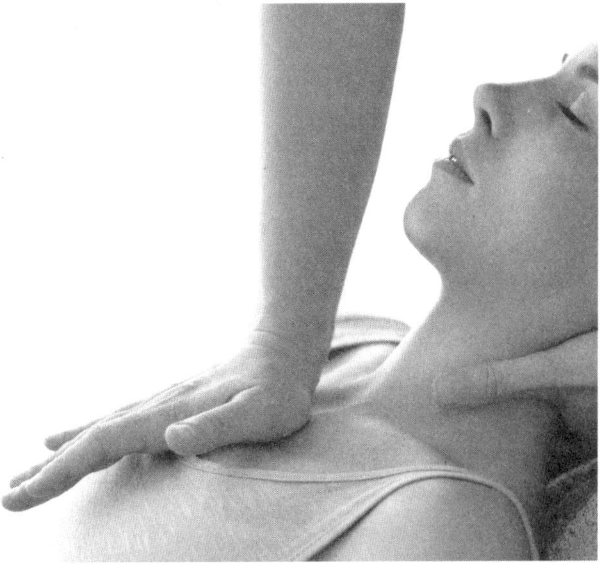

TRIAS

Bibliografische Information der Deutschen Nationalbibliothek
Die Deutsche Nationalbibliothek verzeichnet diese Publikation in der Deutschen Nationalbibliografie; detaillierte bibliografische Daten sind im Internet
über http://dnb.d-nb.de abrufbar.

Programmplanung: Sibylle Duelli

Umschlaggestaltung und Layout:
CYCLUS Visuelle Kommunikation, Stuttgart

Bildnachweis:
Umschlagfoto: Corbis
Fotos und Abbildungen im Innenteil: siehe Seite 184. Leider konnten wir nicht alle Rechteinhaber erreichen. Berechtigte Ansprüche werden abgegolten.

Die abgebildeten Personen haben in keiner Weise etwas mit der Krankheit zu tun.

3. Auflage

Dieser Titel erschien 2004 im Hugendubel Verlag, 2006 im Knaur Taschenbuch Verlag.

Printed in Germany

Druck: CPI-Clausen & Bosse, Leck

Gedruckt auf chlorfrei gebleichtem Papier

ISBN 978-3-432-10284-9 1 2 3 4 5 6

Auch erhältlich als E-Book:
eISBN (PDF) 978-3-432-10285-6
eISBN (ePub) 978-3-432-10286-3

SERVICE

Liebe Leserin, lieber Leser

hat Ihnen dieses Buch weitergeholfen? Für Anregungen, Kritik, aber auch für Lob sind wir offen. So können wir in Zukunft noch besser auf Ihre Wünsche eingehen. Schreiben Sie uns, denn Ihre Meinung zählt!

Ihr TRIAS Verlag
E-Mail-Leserservice: kundenservice@trias-verlag.de
Lektorat TRIAS Verlag, Postfach 30 05 04,70445 Stuttgart, Fax: 0711 89 31-748

Inhalt

Einführung

Warum wir dieses Buch geschrieben haben

Die Medizin ist heute so weit entwickelt wie nie zuvor. Es gibt Medikamente, Behandlungen, Operationen gegen fast alle Krankheiten und Beschwerden. Doch in den meisten Praxen und Krankenhäusern werden jeweils nur Teile des Körpers behandelt: der Kopf, der Rücken, der Magen. »Aber wo bleibt die Medizin, die den ganzen Menschen heilt?« fragen sich mehr und mehr Patienten. Deshalb boomen zur Zeit die sogenannten »ganzheitlichen« Verfahren. Eins davon ist die Osteopathie oder osteopathische Medizin. Sie wurde vor rund 120 Jahren von dem amerikanischen Arzt Dr. Andrew Taylor Still begründet und entwickelt sich seitdem ständig weiter. In den USA steht die Lehre mit dem sperrigen und zum Teil irreführenden Namen »Leiden der Knochen« – so die wörtliche Übersetzung von »Osteopathie« – bereits gleichberechtigt neben der Schulmedizin; in Deutschland wird sie erst nach und nach bekannt.

Wir möchten mit unserem Buch dazu beitragen, daß die Osteopathie sich auch hier weiter durchsetzt – und dabei von Anfang an richtig verstanden wird. Sie ist keine neue, vielleicht zweifelhafte Heilslehre, sondern ein ganzheitliches Verfahren auf einem soliden Fundament. Osteopathen brauchen umfassende medizinische Kenntnisse, vor allem in der Anatomie und Physiologie. (Die Anatomie ist die Lehre vom Körperbau, die Physiologie die der chemisch-physikalischen Vorgänge im Körper.) Sie müssen aber auch die philosophischen und theologischen Grundlagen ihres Berufs kennen – und sie brauchen sensible Hände, die mit dem Körper eines Menschen »sprechen« können. So weit zu kommen, dauert Jahre.

Bei einem Osteopathen, der diese Voraussetzungen mitbringt, sind Sie gut aufgehoben. Er wird sich Zeit nehmen für eine ausführliche Diagnose und Ihren Organismus mit behutsamen Handgriffen darin unterstützen, sich selbst zu helfen. Viele merken schon nach der ersten Behandlung eine deutliche Besserung. Ein guter Osteopath kennt aber auch die Grenzen seiner Kunst und überweist Sie an einen geeigneten Facharzt, wenn er selbst Ihre Beschwerden nicht behandeln kann.

Osteopathen praktizieren heute weltweit; Ausbildungsgänge gibt es zum Beispiel in England, Frankreich, Belgien und seit kurzem auch in Deutschland. Die Wirkmechanismen der Osteopathie werden wissenschaftlich erforscht und die Verfahren weiter verfeinert. »Leben ist Bewegung« heißt ein Grundsatz der Osteopathie. Das gilt auch für die Lehre selbst.

Torsten Liem
Christine Tsolodimos

In einfachen Worten: die Osteopathie

»**Die Osteopathie basiert auf einigen einfachen, allgemeingültigen Prinzipien.** Der Begründer der Osteopathie, Andrew Taylor Still, hat diese Prinzipien in eine lehr- und erlernbare Form gebracht.

Der menschliche Körper kann eine fast unbegrenzte Zahl von Funktionen erfüllen. Das geschieht in Abhängigkeit von den strukturellen Komponenten, aus denen der Körper besteht. Die Knochen sind miteinander verbunden durch Gelenke, die Bewegung zulassen, durch Muskeln, die diese Bewegung schaffen, und durch Bänder, die Bewegung einschränken. Nachrichten, die Bewegung auslösen und kontrollieren, werden mit Hilfe des Nervensystems an alle Körpergewebe geschickt. Die Bewegung kann groß oder klein sein, und sie kann alles im Organismus umfassen – jede einzelne Zelle und sogar die chemischen Bausteine, aus denen er besteht.

Die osteopathischen Behandlungsverfahren sind nichts weiter als ein Sortiment von Werkzeugen. Damit kann ein entsprechend ausgebildeter Arzt die Strukturelemente beeinflussen, die die Funktionen des Körpers ermöglichen und bedingen.

Der menschliche Körper ist dafür geschaffen, ein Leben lang fehlerlos zu arbeiten und seine normalen Funktionen aufrechtzuerhalten (das heißt: gesund zu sein), solange er ausreichend Nahrung, Wasser und andere lebenserhaltende Grundstoffe zur Verfügung hat.

Wenn der Organismus nicht richtig arbeitet, so liegt das nicht an seiner Ausstattung. Der Grund ist vielmehr darin zu suchen, daß er nicht mit den notwendigen Bausteinen versorgt wurde oder aber von seinem »Betreiber« über das Nervensystem fehlerhafte Anweisungen erhält.

Das ist die Basis osteopathischen Denkens und Handelns. Bewegung ist Ausdruck von Lebenskraft, die sich als Funktionieren des Körpers äußert.

Alan R. Becker hat die Grundlagen der kraniosakralen Osteopathie bei ihrem Begründer William Garner Sutherland erlernt. Bis heute gibt der Amerikaner der osteopathischen Forschung und Lehre mit seiner Arbeit wichtige Impulse. Alan R. Becker ist führendes Mitglied der wichtigsten osteopathischen Gesellschaften und war Präsident der American Academy of Osteopathy.

Der erste Termin beim Osteopathen – Wie und was er untersucht und fragt

Der Anfang des Gesprächs wird Ihnen vertraut vorkommen: Sie berichten über Ihre Beschwerden, der Osteopath macht sich Notizen und beginnt dann mit der Anamnese, also den Fragen zu früheren Krankheiten, Unfällen und Operationen sowie Lebensgewohnheiten und Arbeitsbedingungen. Und da kann es schon schwierig werden, wenn der Osteopath etwa wissen will, ob Sie irgendwann in letzter Zeit einmal mit dem Fuß umgeknickt sind, ob Sie als Kind gestürzt sind oder was Ihnen Ihre Eltern über den Verlauf Ihrer Geburt erzählt haben.

Was hat das zum Beispiel mit den Schmerzen in der linken Schulter zu tun? Möglicherweise eine ganze Menge. Bereits geringfügige Verletzungen an Knochen, Muskeln und Geweben, wie sie zum Beispiel beim Hinfallen entstehen, können zu Störungen führen. Die meisten dieser Störungen kann der Organismus selbst »reparieren« oder ausgleichen: So werden zum Beispiel überanstrengte oder geschädigte Muskeln und Gelenke automatisch entlastet, und andere Körperteile übernehmen, soweit möglich, ihre Aufgaben.

Hält dieser Zustand über lange Zeit an und kommen vielleicht weitere Belastungen dazu, kann das dazu führen, daß plötzlich scheinbar unerklärliche Probleme der Gelenke, Muskeln oder inneren Organe auftreten. Würde sich der Osteopath jetzt nur um diese Beschwerden kümmern, wären sie bald wieder da. Eine dauerhafte Besserung ist nur möglich, wenn auch die Ursache gefunden und behandelt wird.

Die ersten Informationen über Ihren Gesundheitszustand haben Sie dem Osteopathen unbewußt schon beim Betreten des Sprechzimmers gegeben: durch Ihren Gang und Ihre Haltung. Stehen und gehen Sie vorwärtsgeneigt, oder kippt der Körper nach hinten? Ist eine Schulter leicht hochgezogen? Sind die Knie gerade oder durchgedrückt?

Solche Merkmale geben wichtige Hinweise, zum Beispiel auf eine angeborene Bindegewebsschwäche, eine asymmetrische Haltung oder übermäßige Beweglichkeit der Muskeln und Gelenke. Bei vielen Menschen ist ein Bein von Geburt an etwas verkürzt. Je nachdem, wie groß der Unterschied ist, kann es sein, daß sich diese Menschen etwas zur Seite neigen und damit das Körpergewicht verlagern.

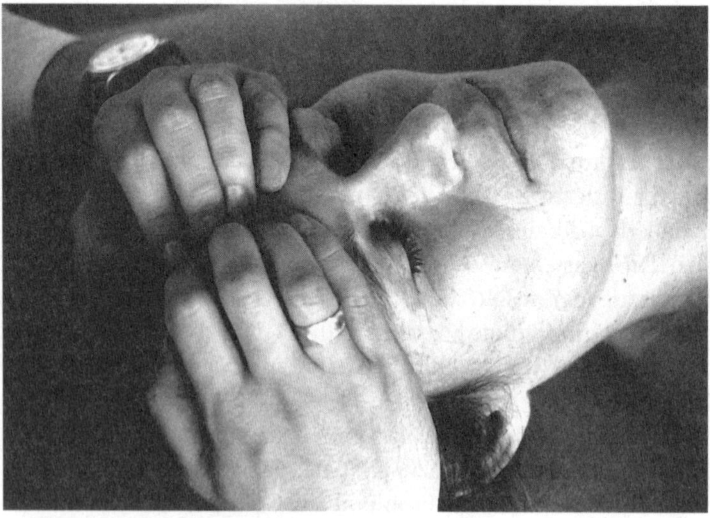

Behandlung des Schädels

Abb. 1

Das wichtigste Mittel zur osteopathischen Diagnose ist die körperliche Untersuchung; die Patienten ziehen sich dafür bis auf die Unterwäsche aus. Aufschlußreich ist zum Beispiel der Zustand der Haut: Ist sie gut durchblutet oder blaß? Fühlt sie sich trocken an, ist sie angenehm kühl oder feuchtkalt? Wird sie an bestimmten Stellen plötzlich wärmer? Um solche Veränderungen festzustellen, sieht sich der Osteopath die Haut nicht nur an, sondern tastet sie auch sorgfältig ab. Sein wichtigstes Diagnosegerät sind die Hände. Während der Ausbildung wird auf das Palpieren, das Abtasten und Fühlen, großer Wert gelegt. Die Hände sollen lernen zu »sehen« und zu »hören«, sie sollen während der Untersuchung »Fragen stellen« und die »Antworten« verstehen, die der Körper des Patienten ihnen gibt – eine Fähigkeit, an der Osteopathen ihr Leben lang arbeiten. Zur Untersuchung gehört außerdem, die Beweglichkeit von Gelenken und Wirbeln zu überprüfen. Blockierte Wirbel werden behutsam wieder mobilisiert.

Auch mit dem Kopf wird sich der Osteopath ausführlich beschäftigen. Beim Palpieren Ihres Schädels ertastet er minimale, rhythmische Veränderungen der Schädelknochen. Dieser »kraniosakrale Rhythmus« wurde von dem Osteopathen William Garner Sutherland (1873 bis 1954) entdeckt (mehr dazu auf Seite 132). Er beeinflußt nicht nur den Schädel und das Gehirn, sondern den gesamten Organismus. Beim Palpieren von Organen, etwa des Magens, kann der Osteopath feststellen, ob das Organ verhärtet ist oder seine Lage, seine Beweglichkeit und seine Eigenbewegung verändert hat. Solche Störungen kann der Osteopath ebenfalls durch behutsames Berühren behandeln.

Osteopathische Ursachenforschung. Auch, wenn ein Fall ganz eindeutig zu sein scheint – manchmal liegt die Ursache dann doch ganz woanders. Die Osteopathin Anne Wales, die noch bei dem großen William Sutherland gelernt hat, wurde schon früh mit dieser Erkenntnis vertraut:

»Im Frühjahr 1952 wurde ein Zahnarzt zu mir geschickt. Sein Problem: Er konnte den Mund kaum noch öffnen, seit sein Sohn, ebenfalls Zahnarzt, ihm einen Backenzahn im linken Unterkiefer gezogen hatte.«
Anne Wales konnte sich das nicht erklären und fragte Dr. Sutherland um Rat. Er ließ sich den Fall genau schildern und kam zu dem Ergebnis, daß der Auslöser der Blockade auf der rechten Seite des Schädels liegen müsse. Wahrscheinlich sei das Schläfenbein auf der rechten Seite bereits vor der zahnärztlichen Behandlung in Rotation nach innen fixiert gewesen. Beim nächsten Termin mit dem Patienten ging Anne Wales der Sache auf den Grund:
»Ich fragte ihn, ob er sich jemals an der rechten Seite seines Kopfes verletzt oder gestoßen habe. ›Aber ja‹, sagte der Mann. ›Vor einiger Zeit habe ich einen Golfball an den Kopf bekommen, direkt hinter dem rechten Ohr.‹«

Die amerikanische Osteopathin *Anne Wales*, D.O., F.A.A.O., F.C.A. (zu den Abkürzungen siehe Seite 15f.) hat unter anderem das Buch »Teachings in the Science of Osteopathy« ihres Lehrers William G. Sutherland herausgegeben.

Dauer und Kosten einer osteopathischen Behandlung

Bei akuten Beschwerden, die nicht auf eine chronische Krankheit zurückzuführen sind, genügen oft zwei Termine im Abstand von etwa einer Woche. Bei chronischen, immer wiederkehrenden Leiden können sechs oder mehr Sitzungen notwendig sein. Die gesetzlichen Krankenkassen übernehmen die Kosten für osteopathische Behandlungen in der Regel nicht.

Üblich und angemessen ist zur Zeit ein Stundensatz von 60 bis 120 Euro. Wer die Behandlungskosten selbst tragen muß, wird zu Recht überlegen, ob er sich das leisten kann und leisten möchte.

Grundsätzlich ist die Osteopathie jedoch eine »preiswerte« Medizin. Sie verstärkt schulmedizinische Therapien in ihrer positiven Wirkung, so daß der Behandlungserfolg schneller eintritt. Bei vielen Beschwerden und Krankheiten kann sie Medikamente ganz oder teilweise ersetzen; häufig ist sie eine sinnvolle Alternative zu einem schulmedizinischen Eingriff. Wichtiger Bestandteil der osteopathischen Lehre und Praxis ist auch die Vorbeugung von Krankheiten. Osteopathen beziehen die Eigenverantwortung jedes Menschen für seine Gesundheit und sein Wohlbefinden in die Behandlung ein.

So erkennen Sie einen guten Osteopathen

In Deutschland ist der Beruf des Osteopathen gesetzlich bisher nicht anerkannt, und die Bezeichnung ist folglich nicht geschützt. Schlimmstenfalls können sich sogar Laien, die lediglich einige Wochenendkurse besucht haben, »Osteopathen« nennen. Inzwischen gibt es aber auch in Deutschland mehrere Berufsverbände und Fachgesellschaften für Osteopathie, deren Mitglieder festgeschriebene Qualitätsstandards erfüllen.

So wird zum Beispiel die Bezeichnung D.O. (Diplomate of Osteopathy) von Ärzten, Physiotherapeuten und Heilpraktikern geführt, die im Anschluß an eine mehrjährige (meist berufsbegleitende) Ausbildung in der Osteopathie eine Diplomarbeit eingereicht haben. Die zusätzliche Abkürzung M.R.O. bedeutet, daß der Osteopath oder die Osteopathin im Register der Osteopathen Deutschlands eingetragen ist. Alle Verbände (die Anschriften finden Sie auf Seite 185f.) verschicken auf Anfrage Adressenlisten ihrer Mitglieder.

Amerikanische Fachgesellschaften vergeben an einige wenige, herausragende Mitglieder die Auszeichnungen F.A.A.O. (Fellow of the American Osteopathic Association) oder F.C.A. (Fellow of the Cranial Association). Ein qualifizierter, souveräner Behandler wird Ihnen gern über seine Ausbildung Auskunft geben – scheuen Sie sich nicht, beim ersten Termin danach zu fragen.

Ob Sie bei einer Osteopathin oder einem Osteopathen im Wortsinn »in guten Händen« sind, können aber letztlich nur Sie selbst beurteilen. Ein Titel, ein Diplom an der Wand, breites Fachwissen, langjährige Erfahrung sind wenig wert, wenn Sie nicht auch das Gefühl haben: Dieser Therapeut ist offen für seine Patienten, er nimmt sie ernst, er ist während der Behandlung ganz für sie da, er ist mir sympathisch – ich kann mit ihm arbeiten. Sie sind ja gekommen, weil Sie wieder gesund werden wollen. Das bedeutet Arbeit. Ein guter Osteopath wird Sie dabei nach bestem Wissen unterstützen. Er wird Ihnen keine Wunder versprechen, sondern mit seiner Behandlung den natürlichen Selbstheilungskräften des Organismus genau den Impuls geben, den sie brauchen, um die Störung aus eigener Kraft zu beseitigen.

Der Organismus erzählt die ganze Geschichte. Die Begegnung eines Menschen mit der Osteopathie, geschildert von dem Osteopathen Franz Buset:

»Einen Patienten zu verstehen, das ist ein Prozeß in einer Reihe von Etappen, und es kommt vor, daß die eine der anderen widerspricht. Der erste Kontakt findet im allgemeinen am Telefon statt. Dieses Gespräch gibt dem Osteopathen eine Vorstellung, wie dringend die Behandlung ist, unter welchem Leidensdruck der Patient steht, in welcher seelischen Verfassung er sich befindet. Dann kommt der Moment des ersten »körperlichen« Kontakts, der erste Blick, das erste Lächeln, der erste Händedruck.

Erst dann beginnt die wirkliche Begegnung: Die ersten Worte werden gewechselt, der Patient vertraut sich an, nicht sofort, einige

tun es widerwillig, sparen das eine oder andere aus. Manche sprechen viel und sehr schnell, um auch alles sagen zu können. Andere sagen wenig, zögern zwischendurch, lassen Dinge nur erahnen. Dann muß man behutsam eingreifen, Hilfestellung anbieten, dem Patienten zu verstehen geben, daß alles, was er sagt, bedeutsam sein kann, und daß man bereit ist, ihm zuzuhören.
Auch die bisherige Krankengeschichte wird angesprochen. So lernt der Osteopath auch die Lebensgewohnheiten des Patienten kennen, und er erfährt, wie wichtig ihm die Achtung vor dem eigenen Körper ist. Schritt für Schritt und ohne dem Patienten Aussagen in den Mund zu legen, wird die Anamnese zu Ende geführt.
So verfahre ich bei allen Patienten. Tagtäglich kommt es vor, daß ich für ein Problem keine Lösung weiß. Herrn X., einem Mann mit einer ungewöhnlichen Geschichte, konnte ich jedoch helfen. Mir fiel sofort auf – es war auch nicht zu übersehen –, daß er sehr stark schwitzte und sich ständig den Schweiß vom Gesicht wischte. Das war auch das Leiden, über das er sich hauptsächlich beklagte. Hinzu kamen gelegentliche Kopfschmerzen und Ischiasbeschwerden.
Herr X. wirkte aktiv, kräftig und willensstark. Von Beruf war er Fischhändler. Zunächst vermutete ich, das Schwitzen käme von der harten Arbeit und vom Streß. Herr X. sagte mir jedoch, in seinem Laden sei die Temperatur nie höher als 14 Grad, und trotzdem schwitze er ständig.
Starkes Schwitzen ohne äußere Ursache kann seinen Ursprung im Hypothalamus im Gehirn haben. In Frage kommen mehrere Ursachen, zum Beispiel eine Überstimulation der vorderen Kerngruppe des Hypothalamus, eine Überaktivität des Stoffwechsels oder eine bisher unerkannte organische Störung. Der Allgemeinzustand von Herrn X. war jedoch hervorragend, und die Organsysteme arbeiteten offenbar einwandfrei.
Ich erklärte Herrn X., daß eine osteopathische Behandlung das neurovegetative Gleichgewicht wiederherstellen kann, daß ich in

diesem besonderen Fall jedoch für den Erfolg nicht garantieren könne. Herr X. war mit einem Versuch einverstanden, und ich begann mit der eingehenden körperlichen Untersuchung. Wie so oft fand ich die Lösung auf diesem Weg. Denn der Körper liefert alle Elemente für die erfolgreiche Behandlung – vorausgesetzt, man versteht seine Sprache.
Auffallend war bereits die »eingesunkene« Haltung meines Patienten. Der Körper schien nach hinten aus dem Gleichgewicht geraten zu sein. Dagegen war der Kopf nach vorn gezogen, als wolle er das Ungleichgewicht kompensieren. Die Trapezmuskeln beiderseits des Halses waren übermäßig angespannt.
Diese Merkmale sind typisch für ein Schleudertrauma, wie es durch einen Autounfall oder einen Sturz, aber auch durch einen psychischen Schock entstehen kann. Man nimmt an, daß durch die abnorme Spannung ein Zug auf die harte Rückenmarkshaut (Dura mater) entsteht. Dadurch ordnen sich die Membranfasern in Richtung der abnormen Spannung an. Das wiederum wirkt sich aus auf den Hinterkopf und auf den Kreuz-Steißbein-Komplex, der durch die Rückenmarkshaut mit dem Hinterkopf verbunden ist.
Osteopathen können diese Veränderungen erkennen, unter anderem an der Beweglichkeit des Schädels sowie am Volumen, am Rhythmus, an der Richtung und am Trägheitsgrad der Hirn- und Rückenmarksflüssigkeit.
Typische Symptome des Schleudertraumas sind zum Beispiel Kopf-, Lenden- oder Muskelschmerzen, Verspannungen der Nackenmuskulatur, eingeschränkte Beweglichkeit im Kreuz, Schwindelgefühle und Müdigkeit. Ich behandelte die betroffenen Körperregionen und sagte Herrn X., daß er den Erfolg daran erkennen würde, ob die Symptome zurückgingen oder nicht. Wir vereinbarten einen weiteren Termin für den kommenden Monat.
Als Herr X. wiederkam, diesmal zusammen mit seiner Frau, sah ich sofort, daß die Behandlung gewirkt hatte. Er strahlte über das ganze Gesicht, und ich glaube, er hätte mich wohl am liebsten

umarmt. Das Taschentuch, mit dem er sich ständig über die Stirn gewischt hatte, war nicht mehr zu sehen, seine Kopf- und Rückenschmerzen waren verschwunden, seine Lebensfreude war zurückgekehrt.
Einem Patienten helfen zu können, ist eine große Genugtuung. Und dennoch sollten wir Osteopathen bescheiden bleiben. Wir besitzen keine magischen Kräfte. Wir sind lediglich dazu da, den Körper beim natürlichen Ausgleich seiner Kräfte zu unterstützen.
Leider hat die Geschichte von Herrn X. ein tragisches Ende genommen. Er wurde erschossen, als er bei einem Raubüberfall mutig eingriff. Noch am Tag des Mordes rief seine Frau mich an und teilte mir die traurige Nachricht mit. Diese Geste hat mich tief berührt.«

Der belgische Osteopath *Franz Buset,* D.O., ist Dozent an mehreren Universitäten und Colleges wie zum Beispiel dem Collège Belge d'Ostéopathie, dem Collège Ostéopathique du France, der European School of Osteopathy in Maidstone (England) und der Universidad Autonoma de Barcelona (Spanien). Er lehrt außerdem in Rußland und war an der medizinischen Fakultät in Paris tätig.

»Philosophie, Wissenschaft und Kunst« – Das alles ist die Osteopathie

Osteopathen, die ihren Beruf ernst nehmen, müssen hohen Ansprüchen gerecht werden:

» **Die Osteopathie ist zugleich eine Philosophie, eine Wissenschaft und eine Kunst.** Ihre Philosophie beinhaltet das Konzept von der Einheit von Struktur und Funktion des Organismus im gesunden wie im kranken Zustand. Als Wissenschaft umfaßt sie Biologie, Chemie und Physik im Dienst der Gesundheit sowie der Prävention, der Heilung und der Linderung von Krankheiten. Ihre Kunst besteht in der Anwendung dieser Philosophie und Wissenschaft in der Praxis der osteopathischen Medizin und Chirurgie sowie aller ihrer Fachbereiche.[1]

Diese Definition der Osteopathie aus dem Jahr 1976 gilt bis heute; sie wurde inzwischen um einige moderne Aspekte erweitert. Um dem hohen Anspruch gerecht zu werden, müssen sich künftige Osteopathen nicht nur Wissen in Anatomie, Physiologie sowie die

Ein Arzt sollte sich damit beschäftigen, Gesundheit zu finden. Krankheit kann jeder finden.
Andrew Taylor Still

1 (Die hochgestellten Ziffern verweisen auf die jeweiligen Nummern im Abschnitt »Anmerkungen/Literaturhinweise«, Seite 183f.)

speziellen diagnostischen und therapeutischen Verfahren der Osteopathie (mehr darüber ab Seite 67) aneignen, sie müssen außerdem das Gedankengebäude der Osteopathie gut kennen. Dieses basiert im wesentlichen auf vier Bausteinen. Für Osteopathen sind sie sozusagen das »Grundgesetz« ihres Berufs. Sie bestimmen das Menschenbild osteopathischer Therapeuten und damit ihre Auffassung von Medizin.

Die vier Prinzipien der Osteopathie

Das erste Prinzip …

Der Körper ist eine Einheit.
Der Mensch ist eine Einheit aus Körper, Seele und Geist.

… und was damit gemeint ist:

Wie ein Mensch sich fühlt und ob er auf Dauer gesund bleibt, wird von einer Vielzahl körperlicher und seelischer Prozesse bestimmt. Sie sind untrennbar miteinander verbunden und müssen deshalb im Zusammenhang betrachtet werden. Deshalb behandeln Osteopathen ganzheitlich; sie trennen nicht zwischen körperlicher und seelischer Gesundheit.

Auch der Organismus wird in der Osteopathie als Einheit gesehen. Knochen, Muskeln und innere Organe sind durch Kreisläufe miteinander verbunden, die Botschaften und Körperreaktionen weiterleiten. Zu diesen Kreisläufen gehören der Blutkreislauf, das Nervensystem und der Hormonhaushalt. Auch die Faszien (siehe Seite 54f.) sind ein wichtiges Verbindungs-, Regulations- und Koordinationssystem.

So entstehen enge Wechselbeziehungen, zum Beispiel zwischen dem Bewegungsapparat und den inneren Organen. Die Folge: Wenn ein Mensch zum Beispiel Schmerzen in der Schulter hat, kann die Ursache unter Umständen an ganz anderer Stelle liegen, etwa in der Leber oder im Magen. Deshalb kann es vorkommen, daß Osteopathen auch dann den ganzen Körper untersuchen, wenn ganz klar zu sein scheint, was dem Patienten fehlt.

Das zweite Prinzip …

> *Der Körper ist imstande, sich selbst zu regulieren, zu heilen und gesund zu erhalten.*

… und was damit gemeint ist:

Gesundheit bedeutet viel mehr, als nicht krank zu sein. Osteopathen beschreiben sie als die »den jeweiligen Umständen angemessene optimale Erhaltung des körperlichen, geistigen und spirituellen Wohlbefindens«. Normalerweise schafft ein Mensch das aus sich selbst heraus. Er kann störende Einflüsse wie zum Beispiel schädlichen Streß, Verletzungen oder Krankheitserreger neutralisieren.

Das geschieht oft unbewußt und auf sehr unterschiedliche Art. Viele kompensieren zum Beispiel ihre Anspannung im Beruf, indem sie sich in der Freizeit ordentlich austoben und abreagieren, zum Beispiel beim Sport.

Auch der Organismus hilft sich selbst: Kleine Wunden schließen sich innerhalb weniger Tage und heilen ab. Viele Krankheitserreger werden vom Immunsystem abgewehrt – oft ohne daß wir etwas merken. Bei harmlosen Krankheiten, etwa einer Erkältung, klingen die Beschwerden ganz von allein nach kurzer Zeit wieder ab. Osteopathen beschäftigen sich besonders mit diesen Selbstheilungskräften des Menschen. Dazu gehören auch die Abwehrzellen des Immunsystems sowie Endorphine und andere körpereigene Substanzen, die Andrew Taylor Still, zeitlebens ein religiöser Mensch, in seiner Autobiographie so beschrieben hat:

» **Der Körper des Menschen wurde geschaffen als Gottes Apotheke** – mit all den Flüssigkeiten, Medikamenten, Schmierölen, Opiaten, Säuren und Säurehemmern, die Gott in seiner Weisheit für notwendig befand, um die Menschen glücklich und gesund zu erhalten und diesen Zustand wiederherzustellen.[2]

Krankheiten können entstehen, wenn die Abwehr und die Selbstheilungskräfte eines Menschen durch viele kleine Belastungen erschöpft sind. Dann kann bereits eine geringfügige Störung die natürlichen Barrieren überwinden und akute Beschwerden auslösen. Gegen bestimmte sehr starke schädliche Einflüsse (Beispiele: schwere Verletzungen, gefährliche Infektionskrankheiten, starke seelische Belastungen) kommen die körpereigenen Regulationsmechanismen nicht an – man wird dann sofort krank. Aber auch Krankheitssymptome sind in der Regel Ausdruck der Selbstheilungskräfte des Organismus. So wird z.B. bei einem Schnupfen vermehrt Sekret abgegeben. Bei Fieber beschleunigt sich der Blutfluß, und Schlackenstoffe werden vermehrt abtransportiert. Es findet sozusagen eine innere Entgiftung bzw. Reinigung statt.

Das dritte Prinzip …

Struktur und Funktion beeinflussen einander wechselseitig.

… und was damit gemeint ist:

Körperstrukturen im osteopathischen Sinn sind Knochen, Muskeln, Organe, Nerven, Gewebe und Faszien sowie die Körperflüssigkeiten (z.B. Blut, Lymphe, Hirn- und Rückenmarksflüssigkeit). Funktionen sind die physiologischen Prozesse wie zum Beispiel die Durchblutung, die Verdauung oder der Monatszyklus der Frau. Aber auch die körperlichen Fähigkeiten und die seelische Stärke eines Menschen gehören zu den Funktionen.

Strukturen und Funktionen stehen in einer engen Wechselbeziehung: Die Struktur bestimmt die Funktion und umgekehrt. Ein Beispiel: Das Mittelgelenk eines Fingers ist ein Scharniergelenk (Struktur). Ein solches Gelenk ist dazu geeignet und bestimmt, Beuge- und Streckbewegungen auszuführen (Funktion).

Durch eine langanhaltende Überlastung oder Unterforderung eines Körperteils, also eine willkürliche Veränderung seiner Funktion kann sich auch seine Struktur verändern. Umgekehrt kann eine Beeinträchtigung der Körperstrukturen – etwa durch einen Unfall, Muskelverspannungen oder eine Infektionskrankheit – zur Folge haben, daß sich die Funktionen verschlechtern. Man bekommt zum Beispiel Magenprobleme oder leidet plötzlich unter Schwindelgefühlen, weil das Gehirn nicht ausreichend durchblutet wird.

Das vierte Prinzip …

> *Eine osteopathische Behandlung folgt den ersten drei Prinzipien. Sie berücksichtigt gleichermaßen die Einheit des Körpers sowie das Wissen um die Selbstheilungskräfte und die Wechselbeziehungen zwischen Strukturen und Funktionen.*

… und was damit gemeint ist:

Eine osteopathische Behandlung soll dem Organismus helfen, sich selbst zu helfen. Der Osteopath untersucht zunächst die Körperstrukturen und macht mögliche Störungen ausfindig, zum

Beispiel Verhärtungen des Gewebes, blockierte Gelenke oder mangelnde Durchblutung bestimmter Körperregionen oder Organe. Die Behandlung selbst besteht in minimalen Impulsen. Sie lösen Stauungen (Kompressionen) in den Blut-, Lymph- und Nervenbahnen und regen so den Organismus an, die Störung selbst zu beheben. Mit speziellen Techniken kann der Osteopath zum Beispiel erreichen, daß sich ein Stau der Flüssigkeit in den Lymphbahnen von allein auflöst und Schwellungen zurückgehen.

In ihren Gründerjahren war die Osteopathie eine »Medizin ohne Medikamente«. Das ist sie heute nicht mehr uneingeschränkt. Doch vor allem in Europa verordnen Osteopathen selbst kaum Medikamente, sondern schicken Patienten, die zum Beispiel ein Antibiotikum brauchen, zu einem Arzt. In den USA arbeiten die meisten Osteopathen inzwischen rein schulmedizinisch und haben sich damit von der Osteopathie im eigentlichen Sinn entfernt. Die Chirurgie und die Geburtshilfe sind bereits seit 1900 in den USA fester Bestandteil der osteopathischen Lehre und Praxis.

Die verschiedenen Bereiche der Osteopathie

Für Osteopathen sind der Organismus und der Mensch insgesamt eine Einheit. Die moderne Osteopathie betrachtet diese Einheit jedoch aus verschiedenen Perspektiven. Sie besteht im wesentlichen aus drei Bereichen, die sich zwar voneinander unterscheiden, zugleich aber untrennbar miteinander verbunden sind. Jedem Bereich sind bestimmte Teile des Organismus zugeordnet. Bei der Diagnose und der Behandlung berücksichtigt ein Osteopath immer alle drei Bereiche:

- Die *parietale Osteopathie* umfaßt den Bewegungsapparat. Dazu gehören zum Beispiel Knochen, Muskeln und Gelenke.

- Die *viszerale Osteopathie* umfaßt die Blutgefäße, die inneren Organe sowie die Eingeweide mit den dazugehörigen Blutgefäßen, Lymphgefäßen und Nerven (mehr dazu auf Seite 97ff.).
- Die *kraniosakrale Osteopathie* umfaßt den Schädel und die Wirbelsäule mit der Hirn- und Rückenmarksflüssigkeit, die Membranen, das Hirn- und Rückenmark (mehr dazu auf Seite 90ff.).

Neben der Anatomie und der Physiologie ist die *Embryologie* für Osteopathen von großer Bedeutung. Kenntnisse über die Entwicklung des Organismus und seiner einzelnen Gewebe und Organe in der Embryonalphase (den ersten zwölf Wochen der Schwangerschaft) sind eine wichtige Grundlage, um Prozesse wie zum Beispiel das Knochen- und Gewebewachstum, das Zusammenwirken verschiedener Körperfunktionen und die Entstehung von Dysfunktionen besser zu verstehen.

Der aktuelle Zustand eines Gewebes oder Knochens wird nicht nur von äußeren Einflüssen bestimmt, sondern von seiner Entwicklung und dem Entstehen seines individuellen Gleichgewichtes. Beide Prozesse haben bereits im Mutterleib begonnen. Viele Osteopathen meinen, daß die Wachstumsbewegungen eines Gewebes auch nach Abschluß seiner Entwicklung weiter existieren und über seine Ausformung und Struktur Aufschluß geben.

In den ersten drei Monaten der Schwangerschaft werden alle wichtigen Entwicklungsprozesse in Gang gesetzt. Der entstehende Organismus ist in dieser Zeit besonders sensibel für äußere Einflüsse jeder Art. Selbst minimale außergewöhnliche Veränderungen hinterlassen Spuren im Gewebe. Das Wissen um diese Zusammenhänge hilft dem Osteopathen, weit zurückliegende Auslöser einer Störung nicht nur zu erkennen, sondern auch gezielt zu behandeln.

Die Entwicklung im Mutterleib

Bereits in der vierten Woche werden wichtige innere Organe (unter anderem Herz, Lunge, Bauchspeicheldrüse, Leber) sowie Augen und Ohren angelegt. Es beginnt die Entwicklung der Gliedmaßen sowie der Knorpel, Knochen und Muskeln des Rückens. Das Neuralrohr wächst bis in den Kopf und bildet dort die Anfänge des Gehirns. Gleichzeitig entsteht eine schützende Außenhaut. Diese kapsuläre Membran, die das entstehende Gehirn umgibt, ist der Kern, aus dem später die Schädelbasis, das Schädeldach sowie die Hirn- und Rückenmarkshäute entstehen.

In der neunten Woche besitzt der Embryo bereits eine knorpelige Schädelbasis. Dort bilden sich durch »starkes Entwässern« des Gewebes kleine Verknöcherungszentren, die Vorstufen der ersten Schädelknochen. Ihre weitere Entwicklung ist eng mit dem Wachstum des Gehirns verbunden; die beiden Vorgänge beeinflussen sich wechselseitig.

In der zwölften Woche ist der Embryo etwa neun Zentimeter groß, alle Organsysteme sind angelegt, und der Embryo wird über die Nabelschnur ernährt.

Kritische Entwicklungsphasen vor der Geburt und im Säuglingsalter

Wenn Osteopathen einem neuen Patienten scheinbar merkwürdige Fragen über seine Geburt und sein Säuglingsalter stellen, so geschieht das aus gutem Grund. Das letzte Schwangerschaftsdrittel und die ersten beiden Lebensjahre eines Menschen sind aus osteopathischer Sicht besonders kritische Phasen für den Organismus. Neben anderen wichtigen Entwicklungsschritten wird in dieser Zeit die Ausformung des Schädels abgeschlossen. Die Schädelknochen sind ständig in Bewegung, weil sie sich vergrößern und zusammenwachsen – auch nach der Geburt. Der Schädel eines Neugeborenen hat 45 Knochen, beim Erwachsenen sind es 22. An diesen Wachstumsbewegungen sind verschiedene Mechanismen beteiligt, die zum Teil gleichzeitig ablaufen:

- Bewegung einzelner Knochenteile durch unregelmäßiges An- und Abbauen von Gewebe.
- Aktive Bewegung des gesamten Knochens in die entgegengesetzte Richtung des Wachstums: So wird zum Beispiel der Oberkiefer nach vorn bewegt, während er nach hinten Knochenmasse »anbaut«.
- Passive Bewegung des gesamten Knochens als Reaktion auf Wachstumsbewegungen anderer Knochen: Ein Knochen wächst und dehnt sich aus; andere müssen Platz machen.

Zwischen dem ersten Lebensmonat und dem zweiten Lebensjahr schließen sich die vier Fontanellen. Diese Lücken zwischen den Schädelknochen eines Neugeborenen sind von einer Membran bedeckt. Die beiden Fontanellen an der Schädeldecke sind als weiche Stellen auf dem Kopf fühlbar. Verletzungen des Schädels – etwa beim Hinfallen oder wenn ein Kind seinen Kopf gegen Wände und Türen stößt – können den Prozeß der endgültigen Ausformung stören.

»... **und endlich konnte das Baby schlafen!** Warum ein Baby die ganze Nacht schreit, bleibt für die verzweifelten Eltern meist ein Geheimnis – das ein Osteopath aber vielleicht lösen könnte. Der französische Osteopath Jean-Pierre Barral beschreibt, wie er einem »Schreibaby« mit einer einzigen Behandlung helfen konnte:
»Die Eltern hatten angerufen und mich gebeten, ihren zwei Monate alten Sohn so schnell wie möglich zu untersuchen. Als die Familie hereinkam, sah ich, daß die Eltern völlig erschöpft und sehr nervös waren. ›Seit unser Sohn geboren ist, können wir nicht

mehr schlafen. Er schläft nicht mehr als 7 Stunden am Tag und natürlich ist er nachts noch aufgeregter. Er schreit tagsüber unzählige Male und fühlt sich offenbar überhaupt nicht wohl‹, berichteten sie.
Bereits die Schwangerschaft war schwierig gewesen. Das Baby war zu schwer und drückte auf Rippen und Wirbel. Bei der Entbindung drückte die Hebamme sehr stark auf den Bauch der Gebärenden, um die schwierige Geburt zu erleichtern. Als das Baby herauskam, war sein Gesicht blutgestaut, mit roten Spuren auf dem Schädel. Gleich beim ersten Atemzug begann der Kleine zu schreien und hörte danach kaum noch auf.«
Die Ursache fand der Osteopath bei der Untersuchung des Schädels: »Als ich ihn berührte, hatte ich das Gefühl, einen Stein zwischen den Händen zu halten. Ich habe die kraniale Bewegung, das sehr schwache rhythmische Ausdehnen und Zusammenziehen des Schädels, nicht gefühlt. Ist ein Schädel jedoch in seiner Beweglichkeit eingeschränkt, fühlt sich das für den betroffenen Menschen so an, als würde er einen zu engen Hut tragen.«
Jedes zusätzliche Gewicht, sei es auch noch so leicht, verstärkt dieses Gefühl. Deshalb waren dem Baby die Hände des Osteopathen auf seinem Schädel am Anfang ganz offensichtlich unangenehm. Das änderte sich jedoch, als Jean-Pierre Barral mit der Behandlung begann:
»Nach und nach begann ich einige sehr kleine Bewegungen zu spüren. Es war als ob der Stein, den ich zuerst gefühlt hatte, sich von selbst in einen Ballon verwandelte, viel elastischer und lebendiger. Am Ende der Sitzung hörte der Kleine auf zu weinen und entspannte sich zunehmend. Direkt nach der Sitzung schlief er über 14 Stunden. Seine Eltern gerieten in Sorge, riefen mich an und fragten, ob ich sicher sei, nichts Falsches getan zu haben. Das Kind läge da wie im Koma.«
Für einen Erwachsenen ist es kaum vorstellbar, wie der kleine Junge gelitten haben muß und welche Erleichterung die Behandlung für ihn bedeutete.

Nicht er, sondern die Osteopathie habe diese Veränderung bewirkt, schreibt Jean-Pierre Barral und schließt seinen Bericht mit dem Satz: »Wir träumen davon, daß eines Tages alle Babys von einem Osteopathen untersucht werden.«

Der französische Osteopath *Jean-Pierre Barral,* D.O., war maßgeblich an der Entwicklung der viszeralen Osteopathie beteiligt. Er ist international anerkannter Dozent und Autor zahlreicher Fachbücher. (Mehr zur viszeralen Osteopathie auf Seite 97ff.)

Das wichtigste Ereignis in dieser kritischen Entwicklungsphase ist die Geburt eines Menschen. Während der Entbindung wirken ungeheure Kräfte auf den Körper und besonders auf den Kopf des Kindes.

Auf diese erste große Bewährungsprobe ist der Organismus von Natur aus bestens vorbereitet: So können sich zum Beispiel Schädelnähte übereinanderschieben, so daß der Kopf leichter durch das Knöcherne Becken gelangt. Hinzu kommt, daß auch das Becken der Mutter flexibel ist und dem Druck des kindlichen Schädels bis zu einem gewissen Grad nachgeben kann. Verformungen des Schädels durch den Geburtsvorgang werden meist durch die Atmung, das Saugen und das Schreien in den ersten Tagen und Wochen nach der Geburt wieder ausgeglichen.

Bei manchen Kindern reichen die natürlichen Regulations- und Selbstheilungskräfte jedoch nicht aus, um die Störungen durch den Geburtsvorgang auszugleichen. Das kann ganz unterschiedliche Gründe haben. So ist zum Beispiel bei manchen Frauen das Becken in seiner Beweglichkeit eingeschränkt, etwa als Folge von Stürzen, Unfällen, einer sitzenden Lebensweise oder auch ungesunder Ernährung.

Dann muß der Organismus des Kindes bei der Entbindung größere Kräfte aushalten, als er später ausgleichen kann. Eine leichte Schädelasymmetrie oder ein Schiefhals können zurückbleiben; andere mögliche Folgen sind eine minimale Kompri-

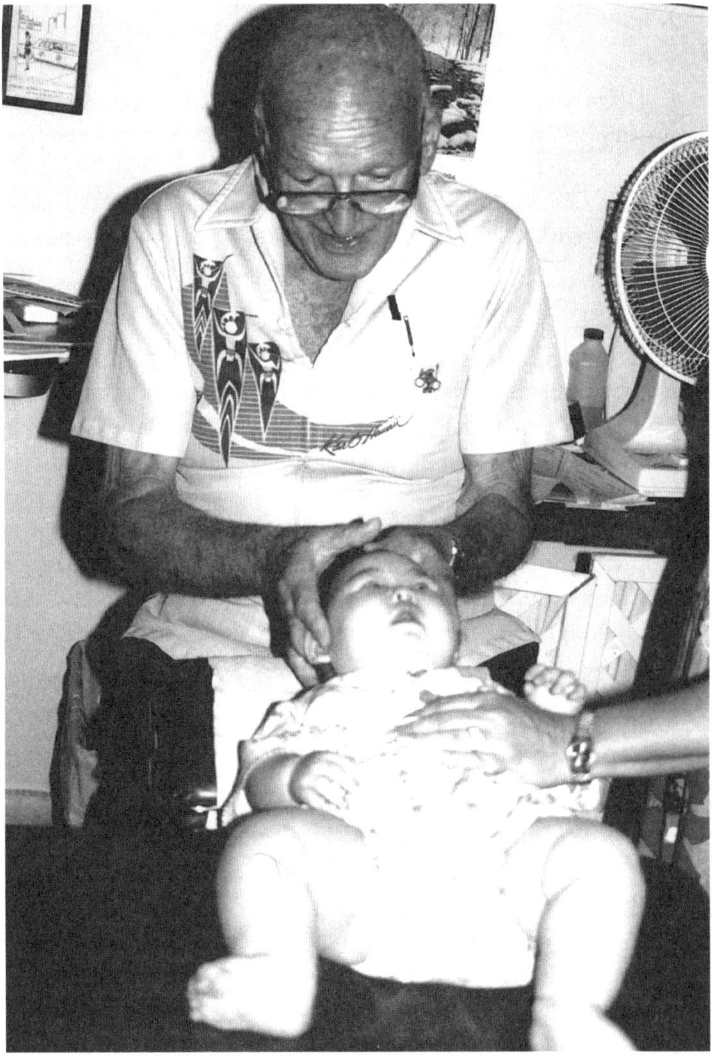

Untersuchung eines Babys (Alan R. Becker)

Abb. 2

Eine frühzeitige osteopathische Behandlung kann dazu beitragen, daß Fehlspannungen und Bewegungseinschränkungen des Skeletts sowie der Muskeln, Faszien, Gelenke und Organe, die durch den Geburtsvorgang entstanden sind, vom Organismus selbst wieder aufgelöst werden, ohne daß das Kind unangenehme Auswirkungen spürt. Deshalb setzen sich Osteopathen (vor allem in den USA) dafür ein, daß jedes Neugeborene zusätzlich von einem Osteopathen untersucht und, falls nötig, behandelt wird.

mierung der Schädelknochenverbindungen oder minimal erhöhte Spannungen an den Schädelöffnungen, die wiederum Nerven und Gefäße beeinträchtigen können. Schluck- und Saugstörungen sowie Erbrechen bei Säuglingen sind oft auf solche Störungen zurückzuführen.

Bei manchen Kindern zeigen sich die Auswirkungen auch erst im Schulalter; dann wird zum Beispiel eine »idiopathische« (ohne erkennbare Ursache entstandene) Wirbelsäulenverkrümmung festgestellt oder das Kind hat scheinbar unerklärliche Lernstörungen.

Wie steht die Osteopathie zu anderen Verfahren und Heilweisen?

In ihren theoretischen Grundlagen stimmt die Osteopathie mit der Schulmedizin und anderen Naturwissenschaften weitgehend überein. Mit ihrer ganzheitlichen Sichtweise kann sie eine schulmedizinische Behandlung ergänzen und ist manchmal auch eine gleichwertige Alternative oder sogar der bessere Weg zu einer dauerhaften Heilung. Das gilt vor allem, wenn zwar eine funktionelle Störung besteht, aber noch kein Gewebe zerstört wurde.

Ist bereits Gewebe zerstört – zum Beispiel bei einer Arthrose, Diabetes, einer angeborenen Mißbildung oder einer Krebserkrankung – kann ein Osteopath diesen Zustand zwar nicht rückgängig machen. Er kann jedoch in Zusammenarbeit mit Ärztinnen und Ärzten den Kranken zu einer höheren Lebensqualität verhelfen und – zumindest bei bestimmten Krankheiten – die Entwicklung verlangsamen. Angezeigt ist eine ergänzende osteopathische Behandlung auch dann, wenn Störungen der organischen Funktionen und des Wohlbefindens sowie ungünstige Einflüsse von außen zusammenkommen.

Osteopathen müssen sich oft gegen den Vorwurf wehren, sie wollten schulmedizinische Behandlungen grundsätzlich durch Osteopathie ersetzen. Das stimmt nicht. Kein Osteopath wird bestreiten, daß die sogenannte Schulmedizin unersetzlich ist. Bei ernsten oder sogar lebensbedrohlichen Krankheiten helfen nur die Medikamente, Behandlungen und Eingriffe der hochspezialisierten Schulmedizin.

Doch gerade diese Spezialisierung führt in der Praxis häufig dazu, daß der Mensch sozusagen in Teilbereiche zerlegt wird, für die jeweils ein Facharzt zuständig ist. Osteopathen können mit ihrer ganzheitlichen Sichtweise dazu beitragen, daß die medizinischen Spezialisten den Organismus als Einheit und den Menschen als Einheit von Körper, Geist und Seele nicht aus dem Blick verlieren.

Weil eine osteopathische Behandlung überwiegend mit den Händen (und nicht mit Medikamenten) erfolgt, verwechseln viele die Osteopathie mit der Chiropraktik. Die beiden Verfahren unterscheiden sich allerdings deutlich voneinander.

Chiropraktiker behandeln vor allem die Wirbelsäule, gelegentlich auch die übrigen knöchernen Gelenke (zum Beispiel Schultern, Knie) durch manipulierende Griffe, mit dem vorrangigen Ziel, Druck und Zug auf Nerven zu beheben. Dagegen behandeln Osteopathen sämtliche knöchernen Gelenke, einschließlich der Schädelnähte, sowie die Muskeln, Faszien und Organe. Dabei werden auch Nerven, Gefäße sowie die Lymphe gezielt beeinflußt. Sie setzen neben den Thrust-Techniken (Seite 78ff.), die in gewisser Weise mit einer chiropraktischen Behandlung vergleichbar sind, eine Vielzahl weiterer Techniken ein.

Aus schulmedizinischer Sicht gehört die Osteopathie – ebenso wie zum Beispiel die Homöopathie und die medizinischen Schulen anderer Kulturen (Chinesische Medizin, Ayurveda und andere) zu den »Alternativen Heilweisen«. Die gesetzlichen Kassen übernehmen die Behandlungskosten für solche Verfahren in der Regel nicht.

Erstattet werden dagegen die »klassischen Naturheilweisen« wie zum Beispiel Ernährungs- und Bewegungstherapie, Hydrotherapie (Bäder, Güsse, Waschungen, Wickel), Manuelle Medizin, Massagen oder Phytotherapie (Behandlung mit pflanzlichen Wirkstoffen und Präparaten).

» **Naturheilverfahren [wirken häufig] nach einem besonderen therapeutischen Prinzip.** Sie führen dann nicht zu einer unmittelbaren »künstlichen«, das heißt, einer künstlich herbeigeführten Heilung, sondern sie stellen Bedingungen her und regen Prozesse an, mit welchen eine Gesundung des Organismus aus sich selbst heraus möglich wird. Statt einer Fremd- kommt es jetzt zu einer Selbstheilung.[3]

So schreibt der Mediziner Professor *Malte Bühring,* Inhaber des Lehrstuhls für Naturheilkunde an der Freien Universität Berlin – eine Definition, die auch auf die Osteopathie zutrifft.

Wirbel, Faszien, Membranen – Begriffe rund um die Osteopathie

Warum braucht der Mensch Fettgewebe? Wie wird die Körperwärme erzeugt? Warum ist eine gesunde Ernährung so wichtig für die Abwehrkräfte? In diesem Kapitel geht es um Ihren Organismus, das perfekte Zusammenspiel seiner Bestandteile und Kreisläufe. Sie erfahren außerdem, wie die Osteopathie dieses Zusammenspiel unterstützen und bei Störungen helfen kann. Auf einige Stichworte gehen wir in anderen Kapiteln noch ausführlicher ein (siehe dazu die Verweise).

Bestandteile des Organismus

Haut

Die Haut ist das größte Organ des Körpers. Sie bedeckt eine Fläche von 1,5 bis 2 Quadratmetern und wiegt zwischen dreieinhalb und zehn Kilo. Als »äußere Umhüllung« schützt die Haut den Organismus vor schädlichen Einflüssen. Dabei hilft zum Beispiel der Hornstoff Keratin, der wasserabweisend wirkt. Weitere wichtige Aufgaben der Haut sind:

- das Regulieren des Wasserhaushalts und der Körpertemperatur des Organismus, zum Beispiel durch Schwitzen,

- das Aufnehmen von Sinneseindrücken (Kälte, Wärme, Berührungen),
- die Aktivierung von Vitamin D, das unter anderem für die Knochenbildung zuständig ist.

Schädel

Der Schädel besteht aus 22 Knochen; hinzu kommen die Gehörknöchelchen und das Zungenbein. Unterschieden wird zwischen paarigen (zweimal vorhandenen) und unpaarigen (einmal vorhandenen) Knochen. Die Knochen sind vor allem durch Nähte (Suturen) miteinander verbunden. Diese Nähte sind beim ungeborenen und beim neugeborenen Kind weich und zum Teil leicht geöffnet; später verhärten sie und schließen sich.

Erst in jüngerer Zeit konnte nachgewiesen werden, daß die Schädelnähte auch im Erwachsenenalter nicht völlig verknöchern, sondern minimale Bewegungen zulassen. Diese Beweglichkeit und die Bewegungen selbst können für die osteopathische Diagnose und Behandlung von Bedeutung sein; sie sind außerdem Bestandteil des kraniosakralen Rhythmus (siehe Seite 134f.).

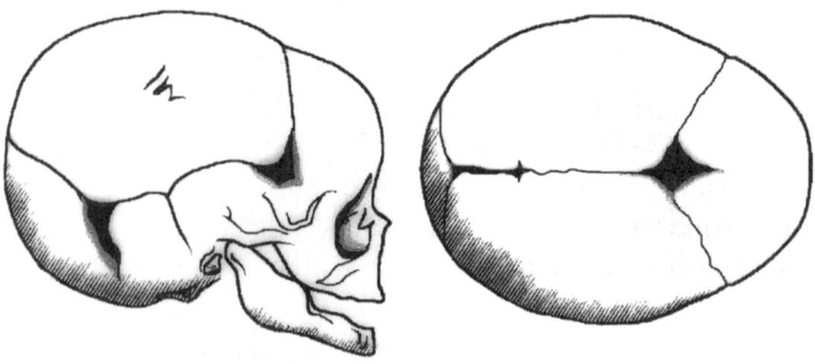

Fontanellen und Schädelnähte

Abb. 3

Hirnhäute (Meningen)

Die drei Hirnhäute sind bindegewebige Strukturen, die das empfindliche Nervengewebe des Gehirns und des Rückenmarks wie eine Schutzhülle umgeben. Ganz innen, also direkt auf dem Nervengewebe liegt die innere Hirnhaut (Pia mater). Als zweite Schicht folgt die Spinnwebenhaut (Arachnoidea). Die dickste und straffste Haut ist die harte Hirnhaut (Dura mater).

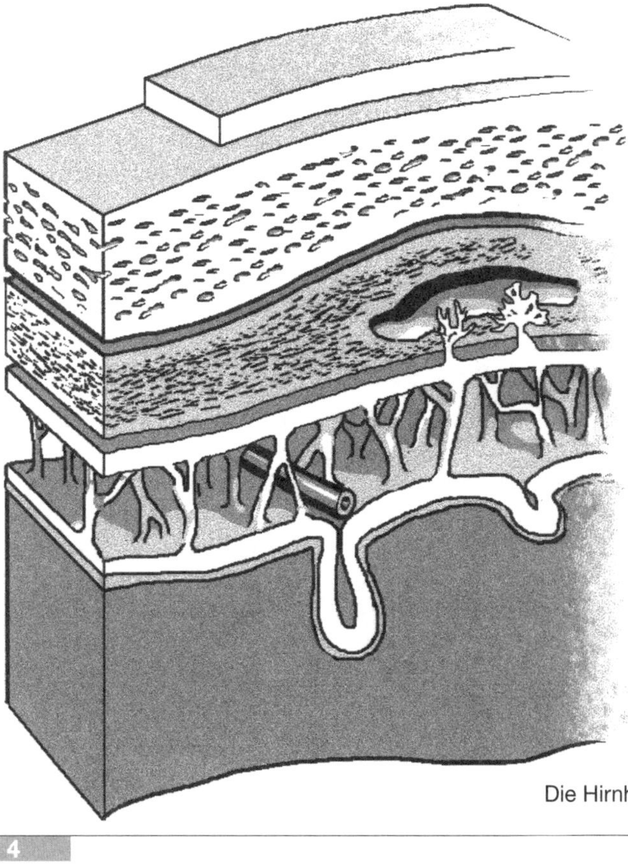

Die Hirnhäute

Abb. 4

Liquor

Der Liquor cerebrospinalis (Hirn- und Rückenmarksflüssigkeit) ist eine klare, farblose Flüssigkeit. Er füllt unter anderem die Hohlräume im Schädel und im Rückenmarkskanal.

Der Liquor hat mehrere lebenswichtige Funktionen, zum Beispiel:

- Schutz des Nervengewebes vor Erschütterung und Verletzungen: Zwischen den beiden inneren Hirnhäuten liegt ein Hohlraum, der ganz mit Liquor gefüllt ist. Dieses »Wasserkissen« fängt Stöße und abrupte Drehbewegungen ab.
- Versorgung des Gehirns und der inneren Hirnhäute: Der Liquor leitet Nährstoffe aus dem Blut an das Gehirn und die Hirnhäute weiter und transportiert Abbauprodukte zurück.
- Steuerung des Blutflusses im Gehirn sowie bestimmter Vitalfunktionen durch Veränderung der chemischen Zusammensetzung.
- Der Liquor fungiert als Immunsystem des Gehirns, er hält das Gehirn frei von Bakterien und Viren.
- Einfluß auf die Drainage (das Entwässern) des Bindegewebes und der Nervenzellen.

Der Liquor steht in Wechselbeziehungen zu anderen Kreisläufen und Regulationssystemen des Körpers wie zum Beispiel dem Hormon- und dem Nervensystem. Zwischen dem Liquor und dem lymphatischen System besteht sogar ein direkter Austausch.

Gewebe

Gewebe sind Verbände ähnlicher Zellen, die meist eine gemeinsame Funktion erfüllen. Es gibt vier Gruppen von Gewebe im Körper:

Das Epithelgewebe (auch Deckgewebe genannt) bedeckt Körperoberflächen überall im Organismus. Es gibt verschiedene Arten von Epithelgewebe; seine Funktion ist jeweils an der Struktur (Größe, Aufbau usw.) zu erkennen:

So ist das Epithel der kleinsten Blutgefäße und in den Lungenbläschen platt und einschichtig. Dadurch können Gase und Nährstoffe schnell hindurchtreten. Ändert sich die Struktur, zum Beispiel bei einer Gefäßverkalkung, ist die Funktion gestört, die Stoffe und Gase können sich nicht mehr ungehindert bewegen, langfristig entstehen Krankheitssymptome.

Das Epithel der Haut besteht aus mehreren Lagen und ist zusätzlich von einer Hornschicht bedeckt. So kann die Haut ihre Funktion erfüllen, den Organismus vor Wärme, Kälte, Licht, Druck und anderen Einflüssen aus der Umgebung zu schützen (siehe Seite 35f.).

Binde- und Stützgewebe, wie zum Beispiel die Knochen, bilden und erhalten die Form des Körpers. Alle Binde- und Stützgewebe bestehen aus Grundsubstanz, Zellen und Fasern. Kollagenfasern tragen durch ihre Zugfestigkeit dazu bei, daß Sehnen und Gelenkbänder unter Belastung nicht so leicht reißen; elastische Fasern geben dem Gewebe Flexibilität; retikuläre Fasern sind sehr locker, so daß viele Zellen hindurchgleiten können (der lateinische Ausdruck bedeutet »netzartig«) wie zum Beispiel die Abwehrzellen in den Lymphknoten.

Je nachdem, welche Arten von Fasern vorkommen und wie die Grundsubstanz zusammengesetzt ist, bilden sich zum Beispiel ganz weiches Bindegewebe, Fettgewebe, Ohrknorpel oder harter Knochen. Dieses Mischungsverhältnis kann sich im Lauf des Lebens verändern. Gehen etwa übermäßig viele Knochenzellen zugrunde, kann eine Osteoporose (Knochenentkalkung) entstehen.

Überlastung, aber auch Unterforderung der Gewebe (Bewegungsmangel), ungesunde Ernährung und krankmachender Streß können ungünstige Veränderungen der Struktur bewirken.

Außer den Knochen gibt es viele weitere Untergruppen der Binde- und Stützgewebe:

- Das lockere Bindegewebe füllt überall im Körper die Hohlräume innerhalb eines Organs und zwischen den Organen. Es dient als Wasserspeicher und ist Bestandteil des Immunsystems, da es auch Abwehrzellen enthält. Außerdem ist es von enormer Bedeutung für die Versorgung und Funktion der Zellen, wie wissenschaftliche Untersuchungen in neuerer Zeit ergeben haben: Blutgefäße und Nerven enden nicht direkt an ihren »Zielzellen«, sondern die von ihnen transportierten Stoffe oder Signale müssen eine minimale Strecke Bindegewebe überwinden, um dorthin zu gelangen. Ist das Bindegewebe mit sogenannten »Stoffwechselschlacken« überladen, kann die Verbindung zwischen der Zelle und dem Blutgefäß oder Nerv gestört sein. Die Zelle wird dann anfällig für Bakterien oder Viren, und ihre Funktion ist beeinträchtigt.

Eine osteopathische Behandlung kann direkt auf das Bindegewebe einwirken und auf diese Weise erkrankte Zellen bei der Gesundung unterstützen.

- Straffes Bindegewebe findet sich unter anderem in den Sehnen.
- Im Fettgewebe sind fast die gesamten Energievorräte des Körpers gespeichert. Es dient außerdem als Polstermaterial, das Belastungen abfängt, etwa an den Fußsohlen, und Organe stützt, wie zum Beispiel Augen und Nieren. Radikale Diäten, aber auch unsachgemäßes Fasten (Heilfasten) sind unter anderem deshalb bedenklich, weil dadurch unter Umstän-

Eine osteopathische Behandlung kann abgesunkene Organe in ihrer Beweglichkeit unterstützen. Dadurch können sie trotz dieser Störung wieder besser arbeiten.

den nicht nur Speicherfett, sondern auch Stützfett abgebaut wird. Das kann zur Folge haben, daß zum Beispiel die Niere ihr stützendes Fettgewebe verliert und nach unten sinkt.

Das Muskelgewebe ist verantwortlich für lebenswichtige Funktionen wie zum Beispiel die Fortbewegung und den Herzschlag (siehe Muskeln, Seite 43f.).

Das Nervengewebe ist zuständig für das Aufnehmen, Weiterleiten und Verarbeiten von Informationen und Befehlen im Organismus (siehe Seite 51ff.).

Membranen

Membranen sind Häute oder dünne Gewebeschichten im Organismus. Es gibt verschiedene Membranen mit unterschiedlichen Funktionen. Gemeinsam ist ihnen, daß sie Räume trennen und dennoch in gewissem Umfang durchlässig sind. Beispiele sind:

Osteopathen können die Verschieblichkeit des Lungenfells und des Herzbeutels testen und beide behandeln, um zum Beispiel Atembeschwerden aufzulösen.

- die Zellmembranen (Außenhäute der Zellen),
- die Trommelfelle (Trennwände zwischen den äußeren Gehörgängen und dem Mittelohr),
- die Meningen oder Hirnhäute (Umhüllung des Gehirns und des Rückenmarks, siehe Seite 37),
- das Peritoneum (Auskleidung der Bauchhöhle),
- die Pleura (Lungenfell),
- das Perikard (Herzbeutel).

Knochen

Das Skelett des Menschen wird von über 200 Knochen gebildet. Sie werden in mehrere Gruppen unterteilt:

- Schädel (siehe auch Seite 36),
- Wirbelsäule (24 einzelne Wirbel sowie Kreuz- und Steißbein),
- Brustkorb (12 Rippenpaare),
- Schultergürtel,
- Beckengürtel,
- Arme,
- Beine.

Das Skelett gibt dem Körper Stabilität und schützt die inneren Organe vor Verletzungen. Im Inneren der Knochen werden rote Blutkörperchen gebildet; sie dienen außerdem als Speicher für Kalzium, Phosphat und andere Mineralstoffe.

Gelenke

Gelenke sind Verbindungsstellen, die Körperbewegungen ermöglichen. Am beweglichsten sind die Kugelgelenke (z.B. Schultergelenke, Hüftgelenke). Man kann sie beugen und strecken, seitlich bewegen und drehen. Dagegen sind bei Scharniergelenken, wie den Mittelgelenken der Finger, nur Beugung und Streckung möglich.

Am Beispiel der Gelenke wird besonders anschaulich, wie der Aufbau (die Struktur) eines Körperteils untrennbar mit seiner Funktion verbunden ist. Durch einseitige und/oder übermäßige Belastung eines Gelenks oder eine jahrelange Fehlhaltung kann es zur frühzeitigen Alterung des Gelenks (Arthrose) und Abrieb von Knorpel kommen. Die Folge: Das Gelenk schmerzt und läßt sich immer weniger bewegen.

Eine osteopathische Behandlung setzt bei den Störungen an, die ursprünglich zur Fehlbelastung des Gelenks geführt haben (Bewegungseinschränkungen in anderen Körperteilen u.a.); so wird beispielsweise das Fortschreiten der Arthrose verlangsamt. Der Osteopath kann außerdem die Bewegungseinschränkung des Gelenks mildern.

Organe

Osteopathen können auf vielfältige Weise innere Organe, wie zum Beispiel die Leber, den Magen oder den Darm, untersuchen und die Heilung einleiten (siehe auch Seite 97f.).

Organe sind aus mehreren Geweben zusammengesetzt, die eine gemeinsame Funktion erfüllen. Diese Funktionsgewebe sind umgeben von Bindegewebe; dieses stützt das Organ und gibt ihm seine charakteristische Form. Ein »formloses« Organ ist die Haut, die sich über den ganzen Körper verteilt. Fast alle Organe haben eine natürliche Eigenbewegung. Bei der Niere zum Beispiel ergeben diese Bewegungen zusammengerechnet pro Tag eine Strecke von achthundert Metern.

Muskeln

Es gibt drei Arten von Muskeln im Körper:

Die etwa 700 Skelettmuskeln (quergestreifte Muskulatur) haben mehrere grundlegende Eigenschaften gemeinsam: sie reagieren auf Nervenreize, sie können sich verkürzen und ausdehnen und sie sind elastisch, das heißt, sie kehren immer wieder in ihren Ruhezustand zurück. Die Skelettmuskeln erfüllen wichtige Aufgaben:

- Sie bewegen den ganzen Körper (z.B. Laufen, Gehen, Schwimmen) oder einzelne Körperteile (z.B. Schreiben).
- Sie halten den Körper aufrecht: Durch die Grundspannung der Haltemuskulatur bleibt der Körper aufrecht, ohne daß wir die Haltung kontrollieren müssen.
- Sie sorgen für eine gleichbleibende Körpertemperatur: Bis zu 85 Prozent der Körperwärme wird von den Skelettmuskeln erzeugt. Sie entsteht als Abfallprodukt bei der Muskelarbeit.

Die Herzmuskulatur (Myokard) ist der Hauptbestandteil der Herzwand. Sie zieht sich zusammen (kontrahiert) und entspannt sich unwillkürlich, ohne Einfluß des Bewußtseins, etwa 60- bis 80mal pro Minute.

Die glatte Muskulatur findet sich in den Wänden der Gefäße sowie im Magen-Darm-Trakt, in der Harnblase und anderen Organen. Die glatte Muskulatur arbeitet unwillkürlich; ihre Kontraktionen werden unter anderem durch das autonome sowie das vegetative Nervensystem ausgelöst.

Bänder

Bänder sind Bindegewebsstränge. Zu ihren Aufgaben gehört es, Knochen miteinander zu verbinden und so zu stabilisieren.

Sehnen

Sehnen sind bindegewebige Strukturen. Als Verbindungsstücke heften sie die Muskeln an die Knochen an.

Kreisläufe, Transportsysteme, Verbindungswege

Blutkreislauf

Das Blut, dieses »flüssige Organ«, wie es auch genannt wird, vollbringt eine kaum vorstellbare Leistung: Obwohl das Blut nur etwa acht Prozent unseres Körpergewichts ausmacht, erreicht es alle Körperregionen gleichzeitig. Das ist möglich, weil der Blutkreislauf vom Herzen ständig in Bewegung gehalten wird; hinzu kommt, daß seine Gefäße in einigen Organen sehr fein verzweigt sind (»Haargefäße«). So kann zum Beispiel eine halbe Tasse voll Blut im Lungengewebe eine Oberfläche von 70 Quadratmetern einnehmen.

Allerdings sind fast alle Körperteile jeweils nur teilweise durchblutet und trotzdem voll funktionsfähig. Ohne diesen natürlichen »Energiesparmechanismus« würde der Mensch drei- bis viermal soviel Blut brauchen, außerdem ein wesentlich größeres und stärkeres Herz. Fast die Hälfte des Blutes sind rote und weiße Blutkörperchen sowie die Blutplättchen, die an der Gerinnung beteiligt sind. Das Plasma, der flüssige Teil des Blutes, besteht zu etwa 90 Prozent aus Wasser. Etwa acht Prozent sind Proteine, die restlichen zwei Prozent des Plasmas bestehen unter anderem aus Ionen, Glukose und Hormonen.

In der Osteopathie wie auch in der Medizin gilt das Blut als einer der wichtigsten Bestandteile im Organismus, denn es hat viele verschiedene Aufgaben zu erfüllen:

- Transport und Reinigung: Das Blut bringt frischen Sauerstoff und Nährstoffe zu den Zellen; gleichzeitig »entsorgt« es Kohlendioxid und die Abbauprodukte des Stoffwechsels. Die Hormone, also die körpereigenen Botenstoffe, reisen auf den Blutbahnen zu ihrem Ziel.

- Schutz vor Krankheiten: Die weißen Blutkörperchen sind ein wichtiger Bestandteil des Immunsystems (siehe Seite 49ff.). Sie bekämpfen Krankheitserreger und können erkrankte körpereigene Zellen erkennen.
- Wärmeregulation: Durch das ständige Zirkulieren des Blutes bleibt die Körpertemperatur eines Menschen normalerweise konstant bei etwa 36,5 Grad.
- Reparatur: Durch seine natürliche Fähigkeit, sich zu verfestigen (zu gerinnen), kann das Blut kleine Defekte wie zum Beispiel ein Loch in einer Gefäßwand selbsttätig reparieren.
- Ausgleich des pH-Werts: Das Blut enthält eines der »Puffersysteme«, die den pH-Wert (Säuregrad oder basische Eigenschaft) der meisten Körperflüssigkeiten konstant halten.

Bei vielen Störungen spielt mangelnde Durchblutung von Geweben eine Rolle. Eine osteopathische Behandlung hat zum Ziel, Hindernisse aufzulösen, die das Blut bei der Zirkulation stören. Wenn das gelingt, werden die betroffenen Gewebe wieder besser versorgt, und der Heilungsprozeß wird angeregt.

Lymphsystem

Zum Lymphsystem gehören die Lymphorgane (unter anderem Milz, Leber, Blinddarm, Thymus, Mandeln), die Lymphgänge und -knoten sowie die Lymphflüssigkeit. Es stellt einen der wichtigsten Kreisläufe im Organismus dar. So ist es als Bestandteil des Immunsystems von entscheidender Bedeutung bei der Abwehr von Infektionen und Krebs. Es hat außerdem die Aufgabe, Gewebsflüssigkeit (Lymphe), die unter anderem Abbauprodukte des Stoffwechsels enthält, zur Reinigung in den Blutkreislauf zurückzuleiten.

Anders als der Blutkreislauf, der vom Herzen angetrieben wird, hat das lymphatische System keine eigene Pumpe. Die Lymphe zirkuliert durch die Bewegung der Muskeln. Verspannungen im Gewebe, Krankheitserreger und Überlastung durch Abbauprodukte des Stoffwechsels können diese lebenswichtige Körperfunktion stören.

Eine osteopathische Behandlung unterstützt den Körper, Hindernisse wie zum Beispiel fixierte Gelenke sowie Faszien- und Muskelspannungen zu lösen. Die Lymphe kann dann wieder ungehindert fließen. Osteopathen können das lymphatische System auch direkt beeinflussen, zum Beispiel durch Pumptechniken.

Mittelohrentzündung: Mit Osteopathie zu den Ursachen. Bei vielen Krankheiten sind Medikamente lebenswichtig. Doch manchmal wirken sie nur, wenn zugleich die Selbstheilungskräfte aktiviert werden. Ein bißchen Unachtsamkeit, eine ungenaue Diagnose, das falsche Medikament – und schon ist aus einem ganz banalen Anlaß eine ernste Krankheit entstanden. So ging es zum Beispiel einer 38jährigen Amerikanerin in Florida, die zu Joseph S. Glasso, D.O., in die Sprechstunde kam.

Frau B. war vor etwa zwei Wochen zum Sporttauchen in Key West gewesen. Bei einem Tauchgang in etwa zehn Metern Tiefe bekam sie plötzlich Schmerzen im linken Ohr und spürte Druck in ihren Nasennebenhöhlen. Sie tauchte auf und reinigte das Ohr. Danach schien alles wieder in Ordnung zu sein. Beim nächsten Tauchgang kamen die Schmerzen jedoch wieder. Sie versuchte es mit abschwellenden Mitteln und Aspirin gegen die Schmerzen – ohne Erfolg.

In der örtlichen Ambulanz wurden eine Mittelohrentzündung und eine Nasennebenhöhlenentzündung (Sinusitis) diagnostiziert. Frau B. bekam ein Antibiotikum, ein schleimhautabschwellendes Medikament und ein Cortisonpräparat. Durch diese Behandlung würde die Entzündung innerhalb einer Woche ganz zurückgehen, versicherte ihr der Arzt.
Als nach vier Tagen noch keine Besserung spürbar war, ging Frau B. zu einem Hals-Nasen-Ohren-Arzt, der sie schon einmal wegen solcher Beschwerden behandelt hatte. Er verordnete ein »unspezifisches« Antibiotikum, das gegen verschiedene Arten von Erregern wirkt und ein Schmerzmittel. Auch diese Behandlung half nicht, im Gegenteil: Frau B. bekam von dem Antibiotikum Hautausschlag und Atemnot.
Als Frau B. die Praxis von Joseph Glasso betrat, sah er ihr sofort an, daß sie starke Schmerzen hatte. Inzwischen hatten sich auch die Kieferhöhlen entzündet; die Lymphknoten am Hals waren angeschwollen.
Die osteopathische Untersuchung ergab unter anderem einen starken Lymphstau im Halsbereich sowie eine Reihe von Bewegungseinschränkungen. Betroffen waren zum Beispiel die Faszien von der Schädelbasis bis zur Basis des Kreuzbeins und der Fluß der Rückenmarksflüssigkeit. Die Bewegungen des Zwerchfells sowie des Kopf- und Beckendiaphragmas, die normalerweise übereinstimmen, waren nicht synchron. Als Folge dieser Blockaden kam es zu Kompensationen in anderen Körperregionen, die dort wiederum Störungen verursachten. Außerdem war die Vitalität insgesamt stark herabgesetzt.
Die Ohrenschmerzen, die plötzlich beim Tauchen aufgetreten waren und die spätere Entzündung waren lediglich das Symptom der tieferliegenden Störungen. Frau B. hatte von diesen Störungen bisher nichts gemerkt, weil der Organismus sie immer noch kompensieren konnte. Durch die zusätzliche Belastung, den höheren Druck beim Tauchen, waren die Ausgleichsmechanismen ihres Körpers überfordert und versagten.

Bei bedrohlichen Entzündungen sind Antibiotika oft notwendig. In diesem Fall mußten jedoch erst die zugrundeliegenden Störungen behandelt werden. Mit Hilfe verschiedener Techniken der kraniosakralen Osteopathie und einer Behandlung des lymphatischen Systems löste Joseph Glasso die Bewegungseinschränkungen und brachte die Bewegungen der drei Diaphragmen wieder in Einklang. Unmittelbar nach der Behandlung wurden die Nebenhöhlen und das linke Ohr frei; die Schmerzen waren verschwunden.
Der Osteopath empfahl Frau B., in den nächsten Tagen etwa acht bis 12 Gläser Wasser pro Tag zu trinken, um den Lymphfluß anzuregen. Als einziges Medikament bekam sie ein Naturheilmittel, das die Entgiftung der Leber unterstützt; bei Bedarf sollte sie außerdem das schleimhautabschwellende Präparat einnehmen, das der Arzt ihr verordnet hatte. Bei der Kontrolluntersuchung waren die Schmerzen und Schwellungen ganz zurückgegangen, und Frau B. fühlte sich wieder gut.

Joseph S. Glasso, D.O., ist Direktor der amerikanischen Foundation for Osteopathic Research and Training (Stiftung für die osteopathische Lehre und Ausbildung).

Immunsystem

Das Immunsystem ist ein hochkompliziertes und vielfach vernetztes Organsystem im menschlichen Körper. Es besteht aus äußeren Schutzbarrieren und -mechanismen, wie zum Beispiel Enzymen im Speichel und in der Tränenflüssigkeit, dem Säureschutzmantel der Haut, den Schleimhäuten der Luft- und Atemwege, der Magensäure, der Darmflora, dem sauren Milieu in der Scheide (Zerstörung von Keimen), der Ausscheidung von Krankheitserregern mit dem Urin. Hinzu kommen Organe und Gewebe (Thymus, Milz, Knochenmark, Lymphknoten, Mandeln, lymphatisches Gewebe des Darms, ausgewanderte Immunzellen in fast allen anderen Geweben) und, als dritte wesentliche Komponente, die Abwehrzellen. Sie werden im Blut aus Stammzellen des Knochenmarks und aus Lymphgewebe gebildet.

Aufgaben des Immunsystems sind die Abwehr von schädlichen Bakterien, Viren, Parasiten und Pilzen sowie das Erkennen erkrankter Körperzellen. Zwischen dem Immunsystem und den

Wenn Streß auf den Magen schlägt

Jeder hat das schon einmal erlebt: Man hat Streß oder Kummer, ist niedergeschlagen, und dann kommen auch noch körperliche Probleme: Wie aus dem Nichts hat man plötzlich eine starke Erkältung, einen Migräneanfall, Magenkrämpfe, Durchfall oder schlimme Rückenschmerzen.

Viele Frauen bekommen in Streßsituationen prompt eine Blasenentzündung oder Unterleibsschmerzen, obwohl sie sich gar nicht »verkühlt« haben.

Die Erklärung für dieses Phänomen: Die Kreisläufe und Regulationssysteme innerhalb des Organismus sind auf vielfältige Art miteinander vernetzt. Das Immunsystem wird unter anderem vom zentralen und vegetativen Nervensystem sowie von verschiedenen Hormonen unterstützt und beeinflußt. Die Hormonausschüttung wiederum steht in Wechselbeziehungen zu den Stimmungen und Gefühlen eines Menschen. Im alltäglichen Sprachgebrauch werden diese komplizierten Zusammenhänge einfacher ausgedrückt: »Das schlägt mir auf den Magen«, »Da kommt mir die Galle hoch« oder »Jetzt habe ich die Nase voll« – solche Redensarten geben einen Hinweis auf psychische Komponenten bei Krankheiten.

Kreisläufen des Organismus bestehen vielfältige Übereinstimmungen und Wechselbeziehungen. Teile des Immunsystems sind zum Beispiel identisch mit dem lymphatischen System.

Die weißen Blutkörperchen haben sowohl im Blutkreislauf als auch im Immunsystem wichtige Aufgaben. Das Immunsystem wird außerdem beeinflußt und unterstützt von Hormonen und vom zentralen und vegetativen Nervensystem. Seine Funktion ist also stark vom psychischen Wohlbefinden abhängig.

Ausscheidungsorgane wie die Atmungsorgane, der Darm, die Harnwege und auch die Haut sind für Entgiftungsvorgänge im Organismus von Bedeutung. Eine osteopathische Behandlung kann die »Entgiftungsfunktion« dieser Organe normalisieren und anregen.

Große Bedeutung für die Funktion des Immunsystems hat auch die Ernährung. Je »natürlicher« (gering belastet, wenig verarbeitet) ein Lebensmittel ist, desto besser für den Organismus insgesamt und auch für die Abwehrkräfte. So wurde zum Beispiel nachgewiesen, daß nach dem Essen gekochter Nahrung sehr viele Abwehrzellen im Verdauungstrakt aktiv werden (die dann anderswo im Organismus nicht mehr zur Verfügung stehen). Bei unverarbeiteten Lebensmitteln (Obst, Salat, Gemüse) war das dagegen nicht der Fall (mehr zur gesunden Ernährung auf Seite 139f.).

Nervensystem

»Nervensystem« ist der Oberbegriff für alle Nervengewebe im menschlichen Organismus. In Zusammenarbeit mit dem Hormonsystem erfüllt das Nervensystem im wesentlichen zwei wichtige Aufgaben:

- Steuern und Koordinieren aller Organsysteme,
- Anpassen der Organfunktionen an die ständig wechselnden Anforderungen der Außenwelt.

Im Körper gibt es viele Milliarden Nervenzellen, allein das Gehirn hat 100 Milliarden. Sie nehmen mit ihren Rezeptoren Veränderungen innerhalb und außerhalb des Körpers wahr. Solche Veränderungen sind zum Beispiel Sinnesreize (Wärme, Kälte, Helligkeit, Geräusche, Berührungen), Körperreaktionen (Müdigkeit, Schwitzen) oder Schmerzen in einem Körperteil. Über die Nervenfasern werden solche Reize an übergeordnete Zentren weitergeleitet und dort verarbeitet. Die Reaktion auf den Reiz wird dann ebenfalls über Nervenfasern weitergeleitet.

Nach seinem Aufbau und seinen Funktionen wird das Nervensystem in mehrere Bereiche unterteilt, die sich teilweise überschneiden:

- Das zentrale Nervensystem (ZNS) besteht aus den beiden übergeordneten Zentren Gehirn und Rückenmark.
- Das periphere Nervensystem umfaßt alle Nervenzellen und -bahnen, die außerhalb dieser beiden Zentren liegen.
- Das willkürliche oder somatische Nervensystem (beide Bezeichnungen sind üblich) ist verantwortlich für die Vorgänge im Organismus, die vom Bewußtsein und vom Willen gesteuert werden. Das sind zum Beispiel die Bewegungen der Muskeln.
- Das vegetative oder autonome Nervensystem (beide Bezeichnungen sind üblich) steuert hauptsächlich die Bewegungen der inneren Organe und der Gefäße. Es ist durch den Willen kaum beeinflußbar. Das vegetative Nervensystem besteht aus zwei großen Strängen, die ihre Aktionen je nach den Bedürfnissen des Körpers koordinieren:
- Der *Sympathikus* tritt vor allem bei Handlungen und Reaktionen des Körpers in Aktion, die nach außen gerichtet sind (Verarbeitung von Streßreizen, körperliche Arbeit, Sport).
- Der *Parasympathikus* ist bei den nach innen gerichteten Körperfunktionen aktiv (Essen, Verdauung und körperliche Erholung).

Das willkürliche und das vegetative Nervensystem sind über den ganzen Körper verteilt und überschneiden sich auch untereinander. Beide Systeme stehen außerdem in enger Wechselbeziehung zum Immunsystem.

Osteopathen können mit Hilfe spezieller (neurovegetativer) Techniken den Sympathikus und den Parasympathikus direkt anregen oder beruhigen und so eine ausgewogene Beziehung der beiden Bereiche wiederherstellen.

Hormonsystem

Das Hormonsystem ist – neben dem Nervensystem – das zweite große Kommunikations- und Koordinationssystem im Körper. Ein wesentlicher Unterschied zwischen den beiden Systemen: Das Nervensystem ist vergleichbar mit einem Stromnetz, das eine ganzen Stadt gleichmäßig mit Energie versorgt.

Dagegen arbeiten die Hormone, die auch als körpereigene Botenstoffe bezeichnet werden, wie ein Paketdienst: Sie übernehmen »Päckchen« vom Absender und händigen sie dem Empfänger persönlich aus.

Hormone steuern oder beeinflussen fast alle wichtigen Vorgänge im Körper von der Geburt bis zum Tod:

- Wachstum und Entwicklung,
- Durchblutung und Stoffwechsel von Organen,
- Reaktionen des Körpers auf natürliche und außergewöhnliche Belastungen (Hunger, Durst, Hitze oder Kälte, Infektionen, Verletzungen, seelischer Streß),
- Sexualität, Zeugung, Schwangerschaft,
- Versorgung eines Kindes im Mutterleib und nach der Geburt,
- die Funktion des Immunsystems,
- Empfindungen und Verhalten eines Menschen,
- die natürlichen Alterungsprozesse.

Hormone werden überall im Organismus gebildet, so zum Beispiel im Zwischenhirn, in der Hirnanhangsdrüse, in der Zirbeldrüse, in der Schilddrüse, im Thymus, in den Nebennieren, in der Bauchspeicheldrüse sowie in den Eierstöcken bzw. Hoden. Der Blutkreislauf verteilt die Hormone über den ganzen Körper. Jede Körperzelle hat Rezeptoren, an die sich bestimmte Hormone anheften können. Über eine Reihe von Stoffwechselvorgängen entfaltet das Hormon seine Wirkung.

Streß zum Beispiel setzt neben anderen Hormonen Cortisol aus der Nebenniere frei. Diese natürliche Reaktion wird schädlich, wenn sie über längere Zeit anhält. Zuviel Cortisol im Körper kann unter anderem Magenschmerzen, Infektionen (Cortisol dämpft die Reaktion der Abwehrzellen), Erhöhung des Blutzuckerspiegels und Knochenabbau zur Folge haben.

Eine osteopathische Behandlung kann auf die Durchblutung und die Nervenversorgung der Hormondrüsen einwirken, so daß sich ihre Aktivität normalisiert.
Sie kann außerdem die Spannung der Gewebe und der Umgebung der Drüsen sowie die Grundspannung des Organismus günstig beeinflussen.

Faszien

Die Faszien gehören aus osteopathischer Sicht ebenfalls zu den wichtigen Transport- und Regulationssystemen des Organismus. Ihre wichtigsten Aufgaben sind:

- Umhüllen und Verbinden: Faszien umhüllen wie eine Schutzhaut Knochen, Muskeln, innere Organe und Blutgefäße. Sie bilden außerdem Verbindungen und Übertragungswege, die sich durch den ganzen Körper ziehen. Über die Faszien wird Lymphflüssigkeit, aber auch Körperspannung transportiert und übertragen.

- Stabilisieren, Ausgleichen, Schützen: Faszien bilden in der Umgebung von Gelenken und Organen schützende Gewebe, zum Beispiel Bänder und Kapseln. Sie wirken ausgleichend auf die Körperhaltung; außerdem können sie Verletzungen und andere schädliche Einflüsse abfangen, dämpfen oder kompensieren.
- Koordinieren der Körperspannung: Die Faszien können Spannung im Organismus nicht nur übertragen, sondern auch regulieren. Dadurch entsteht ein Spannungsgleichgewicht zwischen den Körperstrukturen und dem Organismus insgesamt. Jede Körperregion für sich, aber auch der Körper als Ganzes bleibt beweglich und funktionsfähig.

» **Bewegungseinschränkungen der Faszien** beeinträchtigen den Stoffwechsel der Zellen, den Fluß der Lymphe und damit den Abtransport von Abbauprodukten sowie die Funktionen des Immunsystems. Ein Beispiel aus der Praxis von Osteopathen:
Ein Patient berichtet, daß er seit einiger Zeit Probleme beim Wasserlassen hat. Im Anamnesegespräch und bei der körperlichen Untersuchung stellt sich die Ursache heraus: Der Mann ist vor einiger Zeit mit dem Fuß umgeknickt.
Normalerweise gleicht der Organismus solche kleinen Störungen unbemerkt aus. Manchmal jedoch entsteht eine Verspannung im Gewebe, die sich über die Faszien vom Fuß ins Becken fortsetzt. In bestimmten Fällen kann es also durchaus sein, daß ein Osteopath zunächst den Fuß behandelt, wenn die Blase Probleme macht.

Weitere wichtige Funktionen des Körpers

Homöostase

Unter Homöostase versteht man das Gleichgewicht des Organismus, das durch eine Vielzahl natürlicher Funktionen und Fähigkeiten aufrechterhalten wird. Dazu gehören zum Beispiel:

- der Stoffwechsel und die ständige Erneuerung von Zellen und Geweben (Beispiele: Blutkörperchen, Schleimhautzellen),
- konstante Körperwerte, wie zum Beispiel Blutdruck, Körpertemperatur und Blutzuckerkonzentration,
- die Anpassungsfähigkeit des Organismus auch an hohe Anforderungen, wie zum Beispiel eine Schwangerschaft,
- die Ausdauer und Kompensationsleistung des Körpers, die dem Menschen helfen, auch in Extremsituationen zu überleben (große Hitze oder Kälte, Hunger, Durst, extreme körperliche Anstrengung, Verletzungen usw.),
- die Erzeugung von Fieber und Ausscheidungskrankheiten, wie zum Beispiel Durchfall, damit sich der Organismus von schädigenden Stoffen befreien kann.

Reflexe

Ein Reflex ist eine Reaktion auf Reize, die vom Willen und vom Bewußtsein unabhängig ist. Viele Funktionen der inneren Organe werden von Reflexen gesteuert (viszerale Reflexe). Es gibt verschiedene Arten von Reflexen:

- Reflexe zum Steuern von Körperfunktionen wie zum Beispiel der Körperhaltung,

- Schutzreflexe wie zum Beispiel der Hustenreflex,
- Reflexe als »Blitzreaktionen« in Situationen, die zum Überlegen keine Zeit lassen, etwa beim Stolpern).

Schlaf

Etwa ein Drittel seines Lebens verbringt der Mensch im Schlaf. Noch ist nicht vollständig geklärt, wie der wohltuende Effekt des Schlafes zustande kommt. Zu seinen Funktionen gibt es mehrere Hypothesen:

- Stoffwechsel und Hirn brauchen in regelmäßigen Abständen Erholung, damit sie optimal arbeiten können.
- Durch Träume verarbeitet das Gehirn die aufgenommenen Informationen. Im Schlaf kann sich auch das Immunsystem regenerieren, weil krankhafte Prozesse dann langsamer ablaufen.

Das individuelle Schlafbedürfnis ist sehr unterschiedlich. Grundsätzlich gilt: Kinder brauchen wesentlich mehr Schlaf als Erwachsene. Alten Menschen fällt es zunehmend schwer, mehrere Stunden ohne Unterbrechung zu schlafen.

Länger anhaltende Schlafprobleme sind keine Befindlichkeitsstörung, sondern ernstzunehmende Beschwerden und auf Dauer ein Gesundheitsrisiko.

Die Osteopathie hilft bei Schlafstörungen oft sehr gut. Das Auflösen von Verhärtungen der Muskeln und anderer Gewebe sowie die Harmonisierung des vegetativen Nervensystems bewirken unter anderem, daß sich der Organismus besser entspannen kann.

Selbstheilungskräfte

Der Organismus kann viele Störungen selbst beheben, auch ohne Eingriffe von außen. Oft geschieht das lange, bevor es zu einer Krankheit kommt oder auch nur das Wohlbefinden beeinträchtigt wird. An solchen Selbstheilungen sind unter anderem der Blutkreislauf, das Lymphsystem und das Immunsystem beteiligt. Zu den wichtigsten Zielen der Osteopathie gehört das Anregen der Selbstheilungskräfte. Osteopathen arbeiten bei der Behandlung darauf hin, daß Organe, die in ihrer Funktion gestört sind, wieder ausreichend mit Blut und Nervenimpulsen versorgt werden. Durch Lösen übermäßiger Spannungen am Organ selbst und in seiner Umgebung helfen sie, die natürliche Beweglichkeit wiederherzustellen. Dann kann das Organ selbst heilen.

> *Der menschliche Organismus trägt in sich das Potential der Gesundheit. Wer dieses Potential erkennt und unterstützt, kann Krankheiten verhindern und heilen.*
>
> *Andrew Taylor Still*[4]

Wie geht es Ihnen? – Eine Bestandsaufnahme

Dieses Kapitel besteht im wesentlichen aus einer Liste von Fragen. Einige davon sind feste Bestandteile des osteopathischen Anamnesegesprächs. Andere kann der Osteopath stellen, um sich über Ihre aktuellen Beschwerden und die möglichen Ursachen ein genaueres Bild zu machen, bevor er mit der körperlichen Untersuchung beginnt. Bei speziellen Problemen können weitere Fragen hinzukommen.

Die Symptome, die Sie schildern, geben dem Osteopathen wichtige Hinweise – zum Beispiel darüber, ob Ihre Beschwerden akut oder bereits chronisch sind. Aus Ihren Antworten bekommt er außerdem Informationen darüber, wie sich Organe und Organsysteme gegenseitig beeinflussen.

Vor allem die Fragen zu Ihren Lebensgewohnheiten sowie zu Arbeit und Erholung sind auch für Sie persönlich gedacht: Nehmen Sie sich etwas Zeit und versuchen Sie, jede Frage zu beantworten. Sie können die Antworten auch aufschreiben und dann noch einmal im Zusammenhang durchlesen.

Eine solche Bestandsaufnahme kann deutlich machen, wie sich äußere Bedingungen und die eigenen Lebensgewohnheiten auf das Wohlbefinden auswirken – sowohl positiv als auch negativ.

Eine osteopathische Behandlung soll für Ihren Organismus ein Anstoß sein, sich selbst zu helfen. Diesen Prozeß können Sie unterstützen, zum Beispiel durch bewußte Ernährung und ausreichend Bewegung. Mehr darüber ab Seite 38ff.

Fragen zur Anamnese (»Krankengeschichte«)

Aktuelle Beschwerden

- Welche Beschwerden haben Sie zur Zeit? Seit wann?
- Beschreiben Sie den Ort Ihrer Beschwerden: Treten sie nur in einer bestimmten Körperregion auf? Auf beiden Seiten oder einseitig? Oder ist der ganze Körper betroffen?
- Treten die Beschwerden immer wieder, in regelmäßigen Abständen, auf?
- Zu welchen Tageszeiten, bei welchen Gelegenheiten sind die Beschwerden am stärksten? Beispiele: bei Kälte, im Sitzen, Stehen oder Liegen, in Ruhe oder in Bewegung, vor oder nach dem Essen, morgens, abends, auch nachts.
- Welche Faktoren verschlimmern Ihre Beschwerden?
- Welche Faktoren verbessern Ihre Beschwerden?
- Haben Sie selbst Mittel und Verhaltensweisen angewendet, die Ihnen geholfen haben? Beispiele: spezielle Kissen gegen Rückenbeschwerden, Verzicht auf bestimmte Lebensmittel.
- Werden die Beschwerden durch bestimmte Situationen oder Umstände ausgelöst?
- Gibt es andere Symptome, die gleichzeitig mit Ihren hauptsächlichen Beschwerden auftreten?
- Sind diese Beschwerden schon einmal aufgetreten? Wann?
- Wurden Sie schon einmal deswegen behandelt und, wenn ja, mit welchen Medikamenten und Therapien?

Chronische Krankheiten

- Haben Sie chronische Krankheiten und Beschwerden? Beispiele: Allergien, Bronchitis, Diabetes, immer wiederkehrende Blasenentzündungen, häufige Magenschleimhautentzündungen, Reizdarm, Neigung zu Sehnenscheidenentzündungen, Tennisarm, frühere Krebserkrankung. Bei Frauen zusätzlich: »gynäkologische Probleme« wie zum Beispiel Menstruationsschmerzen, unregelmäßiger Zyklus, chronische Unterbauchbeschwerden.

- Welche chronischen Krankheiten und Beschwerden sind Ihnen aus Ihrer engeren Familie (Eltern, Geschwister, Großeltern) bekannt?

Unfälle, Verletzungen, medizinische Eingriffe, Schwangerschaften

- Haben Sie irgendwann in Ihrem Leben Unfälle gehabt? Wann? Was ist Ihnen dabei geschehen? Beispiele: Stürze als Kind, zum Beispiel beim Spielen oder Radfahren, Verkehrsunfall, Sturz bei der Hausarbeit oder beim Renovieren.
- Welche Verletzungen hatten Sie? Wann? Welche Körperteile waren betroffen? Beispiele: Knöchel verstaucht, große oder tiefe Schnittverletzungen.
- Welche Operationen wurden bei Ihnen vorgenommen? Wann, an welchen Körperteilen? Welche Art Narkose (Vollnarkose, örtliche Betäubung, Rückenmarksspritze) haben Sie bekommen?
- Welche anderen Eingriffe (auch zur Diagnose) wurden vorgenommen? Wann, an welchen Körperteilen? Beispiele: Magen- oder Darmspiegelung, Spiegeln des Kniegelenks, (bei Frauen:) Einsetzen einer Spirale zur Empfängnisverhütung.
- Welche zahnärztlichen Eingriffe wurden vorgenommen? Wann, an welchen Zähnen? Beispiele: Ziehen von Weisheitszähnen, Einsetzen von Kronen, Brücken, Implantaten, Parodontosebehandlung.

- Zusätzliche Frage an Frauen: Haben Sie Kinder geboren? Wenn ja: Wie viele? Gab es Probleme oder Komplikationen während der Schwangerschaft oder Entbindung?

Mögliche Schädigungen während der Geburt und im Mutterleib

- Was wissen Sie über den Verlauf Ihrer Geburt? Zum Beispiel: Wurde sie eingeleitet, wurden Saugglocke oder Zange verwendet?
- Hatte Ihre Mutter während der Schwangerschaft gesundheitliche Probleme? Wenn ja, welche?
- Sind bei Ihnen, soweit Sie das wissen, nach Ihrer Geburt oder noch im Säuglingsalter (jünger als 12 Monate) Probleme aufgetreten wie zum Beispiel Erbrechen, Schiefhals, Schluck- oder Saugstörungen?

Impfungen und Medikamente

- Welche Impfungen haben Sie bekommen? Denken Sie auch an Grippeschutzimpfungen und Impfungen vor Fernreisen.
- Welche vom Arzt verordneten Medikamente nehmen Sie ein? Erwähnen Sie auch pflanzliche und homöopathische Präparate.
- Welche frei verkäuflichen Präparate nehmen Sie ein? Beispiele: Vitamin- und Mineralstoffpräparate, Beruhigungs- oder Schlafmittel (auch pflanzliche), Schmerztabletten, appetithemmende Mittel, Magensäure-Hemmer, Präparate gegen Darmträgheit, Erkältungs- und Grippemittel, Nasentropfen, Mittel für den Muskelaufbau, Aufputschmittel.

Fragen zu Ihren Körperfunktionen

Atmung

- Atmen Sie eher »im Brustkorb« oder »im Bauch«?
- Wird Ihnen leicht die Luft knapp, zum Beispiel, wenn Sie viel oder laut sprechen müssen?
- Sind Sie oft heiser?

Verdauung, Toilettengänge

- Neigen Sie zu Verstopfung? Haben Sie zum Beispiel nur jeden dritten Tag oder noch seltener Stuhlgang?
- Haben Sie oft Durchfall? Haben Sie dreimal täglich oder noch öfter »weichen Stuhl«?
- Tritt diese Verdauungsstörung immer wieder in denselben Situationen auf? Zum Beispiel nach bestimmten Speisen, unter Streß.

Funktion von Nieren und Blase

- Entspricht die Menge Urin, die Sie täglich ausscheiden, etwa der Menge an Flüssigkeit, die Sie zu sich nehmen?
- Gehen Sie im Vergleich zu anderen sehr oft zur Toilette? Haben Sie dabei manchmal Schmerzen, oder kommt der Urin oft nur tröpfchenweise?

Fragen zu Ihren Lebensgewohnheiten

Ernährung

- Wie oft (mindestens einmal täglich – zwei- bis dreimal pro Woche – nur gelegentlich) essen Sie: Obst und/oder Gemüse? Mich und Milchprodukte? Gebratene oder fritierte Speisen? Brot und/oder Gebäck mit Weizenmehl?
- Gibt es Lebensmittel, die Sie nicht vertragen? Welche?

Bewegung

- Wie lange sind Sie pro Tag in Bewegung (Laufen, schnelles Gehen, Radfahren, Treppensteigen, Schwimmen)?
- Wie oft treiben Sie Sport? Welchen?
- Finden Sie, daß Sie genug Bewegung haben?

Kaffee und Tee

- Trinken Sie sehr viel (mehr als fünf Tassen pro Tag) Kaffee und/oder schwarzen Tee?
- Haben Sie das Gefühl, daß Sie auch aus diesem Grund manchmal sehr nervös sind und abends nicht einschlafen können?

Rauchen

- Rauchen Sie?
- Wenn ja, seit wann? Wie viele Zigaretten pro Tag?

Alkohol

- Wie häufig trinken Sie Alkohol?
- Was trinken Sie und wieviel?

Schlaf

- Wann stehen Sie normalerweise auf, wann gehen Sie ins Bett?
- Wie viele Stunden schlafen Sie im Schnitt?
- Wie fühlen Sie sich beim Aufwachen – erholt oder noch müde?
- Finden Sie, daß Sie genug Schlaf bekommen?

Fragen zu Arbeit und Erholung

Arbeit (Beruf, Familie, Haushalt usw.)

- Arbeiten Sie überwiegend am Schreibtisch/Computer?
- Müssen Sie viel stehen?
- Ist Ihre Tätigkeit körperlich anstrengend?
- Welche Körperteile werden besonders belastet? Beispiele: Augen (Computerarbeit), Handgelenke (Schreiben, Tippen, schweres Heben), Gelenke insgesamt (schweres Heben), Schulter-Nacken-Region (Sitzen, Stehen), Kreuz (Sitzen, Stehen, schweres Heben), Knie und Fußgelenke (Stehen).
- Mögen Sie Ihre derzeitige Tätigkeit?
- Fühlen Sie sich dadurch ausgefüllt?
- Würden Sie viel lieber etwas anderes tun? Wenn ja, was?
- Wie ist die Stimmung an Ihrem Arbeitsplatz? Meist gut und vertraut, oft fröhlich? Sachlich und distanziert, aber nicht unangenehm? Schlecht, angespannt, Mobbing kommt vor?

- Sind Sie überarbeitet, überanstrengt?
- Fühlen Sie sich gestreßt, zum Beispiel durch Über- oder Unterforderung oder schlechtes Betriebsklima?
- Haben Sie Angst um Ihren Arbeitsplatz?

Freizeit und Erholung

- Können Sie sich in der Freizeit erholen und einen Ausgleich zum Alltag schaffen?
- Haben Sie normalerweise genug Zeit für sich selbst?
- Wann hatten Sie zuletzt Urlaub?
- Fühlten Sie sich danach erholt?

Entscheidenden Einfluß auf das Wohlbefinden hat auch die private Situation eines Menschen. Dazu gehören zum Beispiel Beziehungen (Partnerschaft, Familie, Freundschaften), die Wohnung und der Wohnort. Wenn jemand viele unerfüllte Sehnsüchte hat, von anderen seelisch verletzt wird oder unverarbeitete seelische Verletzungen mit sich herumträgt; wenn ein Mensch sich durch Anforderungen anderer bedrängt und überfordert fühlt, wenn er aus Rücksicht auf andere zu viele Kompromisse macht – auch solche, oft schwer faßbaren Belastungen können auf Dauer Beschwerden auslösen oder verschlimmern.

Muskeln lockern, Gewebe entkrampfen – Die wichtigsten osteopathischen Verfahren

In ihren Anfängen war die Osteopathie – zumindest was die Behandlung angeht – eine Lehre ohne Lehrbuch. Der Begründer Andrew Taylor Still legte großen Wert auf die Grundlagen und Prinzipien, die er in zahlreichen Artikeln und einigen Büchern auch schriftlich formuliert hat. Für die Behandlung hatte er dagegen seine ganz individuellen Techniken entwickelt, die für andere zum Teil kaum nachvollziehbar waren. Er bestand darauf, daß jeder Fall einzigartig ist – ein Prinzip, das in der Osteopathie bis heute gilt.

Aus diesem Grund weigerte sich der »alte Doktor« bis zum Schluß, ein Lehrbuch der Behandlungstechniken zu verfassen. Das taten erst die Osteopathen späterer Generationen. Viele der heute üblichen Techniken wurden ohnehin erst in jüngerer Zeit entwickelt.

Damals wie heute jedoch untersuchen und behandeln Osteopathen insbesondere mit den Händen. Die Verfahren, die sie anwenden, sind einzigartig. Sie können grob in zwei Kategorien unterteilt werden:

- *Direkte Technik:* Ein Knochen oder ein anderes Gewebe wird direkt in die Richtung der Bewegungseinschränkung oder Blockierung bewegt, mit dem Ziel, die natürliche Beweglichkeit wiederherzustellen.

- *Indirekte Technik:* Ein Knochen oder Segment wird mit leichtem Druck bewegt, und zwar nicht in die Richtung der Blockierung oder Bewegungseinschränkung, sondern genau entgegengesetzt. Ziel ist, den Spasmus (Verkrampfung) der dagegenhaltenden Gewebe (und den Widerstand der Körperflüssigkeiten) aufzulösen. Auf diese Weise entspannen sich die Bänder und Membranen der Gelenkverbindungen. Der betroffene Körperteil erlangt seine physiologische Beweglichkeit wieder. Andere Körperkräfte, darunter auch die Atmung, können in die Behandlung einbezogen werden.

Auf verschiedenen Wegen zum Ziel

- **Der Befund:** Eine Struktur – z.B. ein Gelenk, ein Knochen, ein Muskel oder ein anderes Körpergewebe – **(B)** läßt sich nur in einer Richtung **(A)** frei bewegen. In Richtung **(C)** ist die Beweglichkeit eingeschränkt.

- **Die Behandlung mit einer indirekten Technik:** Der Osteopath führt die Struktur in die Richtung der größeren Beweglichkeit **(B1)**.

- **Die Behandlung mit einer direkten Technik:** Der Osteopath führt die Struktur in die Richtung der eingeschränkten Beweglichkeit **(B2)**.

A ---- <<< ---- **B1** ---- <<< ---- **B** ---- >>> ---- **B2** ---- >>> ---- **C**

indirekte Technik (B1) | direkte Technik (B2)

Häufig werden die beiden Behandlungsarten miteinander kombiniert (erst eine indirekte, dann eine direkte Technik). Es gibt auch Techniken, die sowohl »indirekte« als auch »direkte« Elemente enthalten.[5]

Tabelle 1

Diese Definitionen wurden ursprünglich in den vierziger Jahren von dem Osteopathen Harold Hoover festgelegt;[6] sie sind hier um einige moderne Aspekte erweitert.

Direkte und indirekte Verfahren ergänzen einander; auch kann eine Technik aus indirekten und direkten Anteilen bestehen. Meist arbeiten Osteopathen mit einer Kombination unterschiedlicher Techniken. Es gibt jedoch keine pauschalen Vorgaben, welche Technik oder Kombination bei welchen Beschwerden anzuwenden ist.

Für gute Osteopathen sind die Behandlungsverfahren an sich ohnehin zweitrangig. Natürlich ist es ihnen wichtig, jede Technik so weit als möglich zu vervollkommnen und ihr »Handwerkszeug« mit zunehmender Erfahrung immer weiter zu verfeinern. Die Behandlung selbst wird jedoch individuell auf jeden Patienten abgestimmt. Sie richtet sich nicht nur nach dem aktuellen Gesundheitsproblem, sondern zum Beispiel auch nach dem Allgemeinbefinden des Patienten, seinem Alter und dem Zustand des Gewebes, das behandelt werden soll. Wichtig ist auch, wie der Patient auf ein Verfahren reagiert.

Bei einigen hier vorgestellten Verfahren gibt es jeweils mehrere Arten der Anwendung. Meist beschreiben wir nicht alle Varianten – das würde über den Rahmen dieses Buches hinausgehen –, nennen diese Techniken aber dennoch in der Mehrzahl.

Fragen, sehen, fühlen – der Weg zur Diagnose

Bevor die eigentliche Untersuchung beginnt, stellen Osteopathen eine Reihe von Fragen – nicht nur nach Ihren aktuellen Beschwerden, sondern zum Beispiel auch nach eventuellen Verletzungen im Kleinkindalter sowie Ihren Lebens- und Arbeitsbedingungen (siehe Seite 59ff.).

Inspektion (Augenschein)

Osteopathen sehen sich zunächst die Haltung des Patienten im Stehen und im Sitzen genau an. Sie gibt erste Informationen über Dysfunktionen und Kompensationen (Störungen und Ausgleichsmechanismen, mehr darüber auf Seite 74f.). Wichtig sind zum Beispiel Fragen wie:

- Wie ist die Kopfhaltung? Ganz gerade? Leicht zu einer Seite geneigt?
- Sind die Schultern auf derselben Höhe oder steht eine höher?
- Sind die Beckenknochen symmetrisch oder ungleich?
- Sind die Knie durchgedrückt oder leicht gebeugt?
- Sind die Füße ganz gerade oder leicht nach außen oder innen gedreht? Steht ein Fuß weiter vorn als der andere?
- Welche Krümmungen der Wirbelsäule sind zu sehen? Bei einer völlig gesunden Wirbelsäule sind von der Seite die vier charakteristischen Krümmungen zu sehen; von vorn und von hinten sieht sie ganz gerade aus.
- Sind bestimmte Körperstellen gerötet?
- Wie ist die Atmung? Mehr in der Brust oder im Zwerchfell? Schnell und flach oder langsam und tief? Was dauert länger, das Einatmen oder das Ausatmen?

Im Anschluß an die Inspektion kann der Osteopath den Patienten Bewegungen ausführen lassen, um die sichtbare Beweglichkeit von Körperteilen zu vergleichen.

Palpieren

Das Palpieren (in etwa: »Abtasten und Fühlen«) ist die Grundlage der osteopathischen Diagnostik und Behandlung schlechthin. »Palpieren« heißt für einen Osteopathen, das Befinden des Patienten zu erfühlen, zu ertasten und zu erspüren. Das erfordert vom Osteopathen hohe Konzentration und vom Patienten die Bereitschaft, sich soweit wie möglich zu entspannen. Deshalb achten Osteopathen darauf, daß sie während der Untersuchung nicht gestört werden, etwa durch Telefonanrufe. Wichtig ist ihnen außerdem eine gute Atmosphäre in ihrem Behandlungsraum (angenehme Temperaturen, kein grelles Licht).

Nicht nur die Behandlung selbst, sondern auch die vorhergehende Untersuchung wird ausschließlich mit den Händen vorgenommen. Diese »diagnostische Berührung« hat mit Streicheln nichts zu tun; dennoch ist sie auch ein Ausdruck der Zuwendung, die ein guter Osteopath seinen Patienten ganz bewußt entgegenbringt. Für manche ist dieser Umgang zunächst ungewohnt oder sogar schmerzlich, weil sie sonst selten jemand berührt.

Die Hände eines Osteopathen müssen hochsensibel sein. Sie sollen durch die bloße Berührung und behutsamen Druck nicht nur die Beschaffenheit, die Temperatur, Spannung und Beweglichkeit der Haut erkennen, sondern auch das darunterliegende Gewebe, die Muskeln, Bänder, Faszien, Knochen und inneren Organe erkunden wie Blinde ihre Umgebung. Dazu muß sich der Osteopath ganz und gar auf das Gewebe, das er gerade untersucht, einstellen. Seine Hände kopieren sozusagen den Druck und die Spannung des Gewebes und speichern diesen Eindruck, um ihn dann mit dem Zustand und der Spannung anderer Gewebe zu vergleichen.

Krankheitssymptome sind immer mit Veränderungen der Gewebespannung oder -beweglichkeit verbunden.

Solche Veränderungen kann der Osteopath auch schon feststellen und behandeln, bevor für den Patienten eine Bewegungseinschränkung spürbar ist und Krankheitssymptome entstehen. Auf diese Weise kommt er der Krankheit zuvor, die ohne Behandlung entstehen würde. Die Osteopathie ist also nicht nur eine behandelnde, sondern vor allem auch eine vorbeugende Heilkunde.

Meist wird der ganze Körper untersucht

Osteopathen achten darauf, daß ihre Hände bei der Arbeit immer warm und trocken sind und angenehm riechen. Bei der Untersuchung gehen sie behutsam vor und vermeiden hastige Bewegungen. Durch punktgenaue, vorsichtige Reize »fragen« die Hände das Gewebe zum Beispiel, warum es verspannt ist oder sich nicht mehr in eine bestimmte Richtung bewegen läßt. Die »Antworten«, also die Reaktionen des Gewebes werden ebenfalls von den Händen aufgenommen und verstanden.

Das »Gespräch« der Hände mit dem Körper

Verhalten der Hände:	bringt Informationen über:
sehr leichte Berührung	Oberflächenstruktur der Haut
leichte Berührung	Feuchtigkeit und Fettigkeit der Haut Temperaturunterschiede, Unregelmäßigkeiten der Hautoberfläche
leichter Druck	Spannung, Elastizität und Festigkeit der Haut; höhere oder geringere Spannung bestimmter Areale, Verschiebbarkeit oder Unbeweglichkeit von Hautzonen, Erhebungen und Schwellungen
etwas festerer Druck	Spannung und Festigkeit der oberen Muskelschichten
tieferer Druck	Zustand von tieferen Muskelschichten, Faszien, Organen, Unregelmäßigkeiten wie z.B. ungewöhnlich weiche oder feste Beschaffenheit, Verspannungen, Verquellungen
noch festerer und tieferer Druck	Zustand der Knochen

Tabelle 2

Eine hohe Kunst, die sich jedoch erlernen und immer weiter verfeinern läßt. Gute Osteopathen tun das ihr Leben lang; sie speichern bei jeder Untersuchung auch die kleinste Information. Gleichzeitig ist es ihnen wichtig, sich vor der Begegnung mit einem neuen Patienten wieder ganz »leer zu machen«, so offen und neugierig zu sein wie vor der allerersten Untersuchung.

Medizinisches Wissen und Erfahrung gehören zum Handwerkszeug eines Osteopathen. Seine Kunst besteht darin, dennoch keine Diagnosen »nach Schema F« zu stellen, sondern jeden Patienten und sein Problem als einzigartig zu betrachten. Andrew Taylor Still forderte von seinen Studenten, Menschen zu behandeln und keine Krankheiten. Die Maxime gilt in der Osteopathie bis heute.

Ein Osteopath untersucht in der Regel den ganzen Körper – auch, wenn ein Patient ganz konkrete Beschwerden hat, etwa Schmerzen im Handgelenk. Möglicherweise liegt die Ursache ganz woanders, und genau dort muß die Behandlung ansetzen, damit der Erfolg von Dauer ist. Verspannte und verhärtete Muskeln oder Dysfunktion innerer Organe sowie Narben im Gewebe, Druck auf Nerven oder Gefäße oder ein Lymphstau können auch in weit entfernten Körperteilen Beschwerden auslösen.

Reflexzonen und Reflexpunkte

Indizien für Störungen im Organismus sind zum Beispiel Punkte und Zonen am Körper, die sich bei Störungen bestimmter Organe, Muskeln und Gelenke verändern und so dem Behandler diagnostische Hinweise liefern. Es gibt dazu mehrere Untersuchungsansätze:

- Die *Reflexzonen nach Jarricot* sind Hautbereiche, die jeweils einem inneren Organ zugeordnet sind. Um festzustellen, ob in diesem Organ eine Störung vorliegt, kann der Osteopath

– neben anderen Untersuchungen – eine Hautfalte in der Reflexzone untersuchen. Wenn sie auf die Berührung und auf leichtes Ziehen empfindlich reagiert oder sich das Gewebe stellenweise verändert hat, deutet das auf eine Störung hin.

- *Triggerpunkte* sind übersensibilisierte, überreizte Regionen auf einem Muskel, einer Faszie, der Haut, einem Band oder auf der Knochenhaut. Ein gezielter Druck auf einen Triggerpunkt löst bei bestehenden Störungen Schmerz aus. Unter Umständen kann durch diesen Druck auch ein Schmerz an einer anderen Körperstelle ausgelöst werden.
- Bei den *Chapman-Reflexpunkten* entspricht jeweils ein Punkt oder ein Punktepaar (einer vorn, einer hinten) einem inneren Organ oder einer Drüse. Durch gezielten Druck auf den Reflexpunkt an der Vorderseite des Körpers erhält der Osteopath Informationen über den zugeordneten Körperteil: Schmerzt der Punkt oder erhöht sich die Gewebespannung an der Stelle, ist das ein Anzeichen für eine Störung. Sie kann durch Pressen des Reflexpunktes am Rücken direkt behandelt werden.

Mit zunehmender Erfahrung kann ein Osteopath den Druck seiner Finger und Hände der Spannung des untersuchten Gewebes immer genauer anpassen und damit die Resonanz, das wechselseitige »Ansprechen« und Reagieren steigern. Auf diese Weise ist es möglich, auch tieferliegende Körperregionen mit sehr leichten Berührungen zu untersuchen und zu behandeln.

Dysfunktionen und Kompensationen

Osteopathen untersuchen nicht nur auf Krankheiten, sondern stellen vor allem Dysfunktionen (eingeschränkte Funktionen, Störungen) und Kompensationen (Ausgleichsmaßnahmen) fest. Dysfunktionen äußern sich zum Beispiel in einer veränderten, meist eingeschränkten Beweglichkeit oder Eigenbewegung von knöchernen Gelenken, Muskeln, Organen oder Schädelknochen.

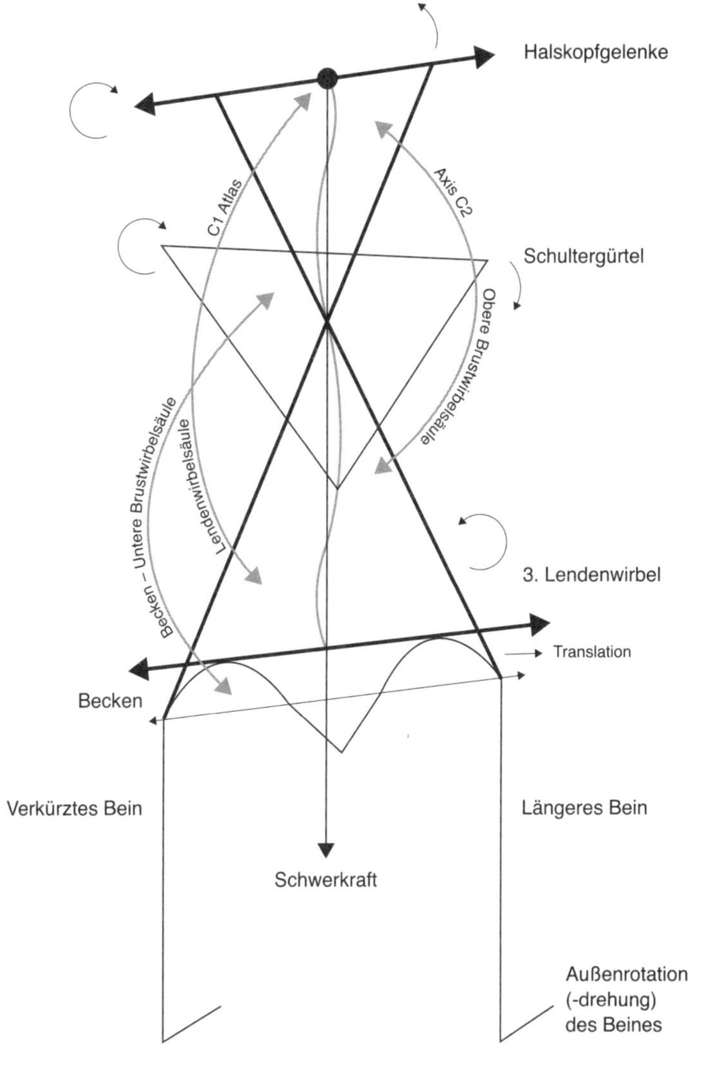

Kompensationen im Körper bei einem verkürzten Bein

Abb. 5

Dazu kommen Verhärtungen oder Schwellungen des Gewebes, unzureichende Durchblutung oder Nervenversorgung von Körperteilen und Organen, erhöhte oder niedrigere Körpertemperatur an bestimmten Stellen oder in einer Körperregion.

Mögliche Ursachen von Dysfunktionen sind genetische Faktoren (zum Beispiel die angeborene Neigung zu Allergien), sowie äußere und innere Einflüsse, wie etwa ungesunde Ernährung, Belastungen am Arbeitsplatz, seelischer Streß, Unfälle, Nebenwirkungen von Medikamenten, lange zurückliegende ernste Erkrankungen und Verletzungen (zum Beispiel Mittelohrentzündung, Hirnhautentzündung, Schleudertrauma u.a.).

Primäre Dysfunktionen – wie ein geschwollener Knöchel nach einem Sturz – sind meist durch äußere Einflüsse entstanden und auf einen Bereich beschränkt.

Sekundäre Dysfunktionen entstehen »von innen heraus«. Sie sind in der Regel eine Folgeerscheinung von primären Dysfunktionen, zum Beispiel eines Gelenks oder inneren Organs. Beispiele:

- Verkrümmung der Wirbelsäule (Skoliose) als Folge einer chronischen einseitigen Dickdarmreizung oder -entzündung;

Akut oder chronisch?

Kriterium	akute Dysfunktion	chronische Dysfunktion
Temperatur	erhöht	erniedrigt
Haut	gespannt und schwer beweglich	gespannt und deutlich unbeweglich
Muskel	gespannt	deutlich fester, verhärtet
tieferliegendes Gewebe	ödemartig aufgequollen	meist nicht aufgequollen

Tabelle 3

- eine scheinbare Verkürzung eines Beins, die durch Umknikken mit dem Fuß entstanden ist. Durch das Umknicken kann das Wadenbein nach unten fixiert werden; das wiederum hat zur Folge, daß der zweiköpfige Oberschenkelmuskel das Bekken nach hinten dreht.

Bei Dysfunktionen und krankmachenden Einflüssen versucht der Mensch zunächst, diese Störungen durch körperliche und seelische Reaktionen aufzulösen. Gelingt das nicht, paßt er sich den veränderten Bedingungen an. Typische Beispiele sind die Schonhaltung bei Schmerzen oder das Verdrängen von Sorgen und Ärger. Osteopathen bezeichnen das als *Kompensation.* Wenn solche Kompensationen über längere Zeit anhalten und/oder weitere Belastungen hinzukommen, können dadurch neue Dysfunktionen entstehen. So kann zum Beispiel eine Schonhaltung des Rückens auf lange Sicht eine fixierte Bewegungseinschränkung einzelner Wirbel zur Folge haben. (Die Kriterien in der Tabelle 3, Seite 76, helfen, eine Dysfunktion genauer einzuschätzen.)

Oft kann eine osteopathische Behandlung in Verbindung mit einer Veränderung der Lebensgewohnheiten eine Störung ganz beseitigen. Bei irreparablen Schädigungen ist zwar keine vollständige Heilung möglich; die Behandlung kann jedoch die Auswirkungen dieser Schädigung so weit mildern, daß der Patient sich wieder besser fühlt.

Das Auge des Wirbelsturms

Vor allem im kraniosakralen Bereich der Osteopathie (siehe Seite 90ff.) ist der Begriff *Fulcrum* (»Dreh- und Angelpunkt«) von großer Bedeutung. Ein Fulcrum ist ein beweglicher Ruhepunkt, vergleichbar mit der Achse eines Rades oder dem »Auge« eines

Wirbelsturms. Solche Punkte gibt es überall im menschlichen Organismus, auch innerhalb von Spannungen und Störungen im Gewebe. Jede Dysfunktion hat einen solchen Ruhepunkt, der ihre Potenz, ihr Muster enthält. Jede Veränderung innerhalb des Fulcrums bewirkt eine Neuordnung der Spannungen in den Funktionszusammenhängen des Organismus.

Erfahrene Osteopathen können diese Stellen lokalisieren. Dieser Vorgang ist zugleich Diagnose und Therapie: Sobald die Hand des Osteopathen das Fulcrum gefunden hat – also die Position, in der sich die Spannungen der an der Dysfunktion beteiligten Gewebe und Gelenke im Gleichgewicht befinden – wird das natürliche Spannungsverhältnis wiederhergestellt und die Auflösung der Dysfunktion beginnt.

Direkte Behandlungstechniken

Thrust-Techniken

Diese Techniken werden auch als »Mobilisation mit Impuls« bezeichnet.

Anwendung: bei blockierten Gelenken und Muskeln.

Hintergrund: Die korrekte Bezeichnung dieser Techniken lautet HVLA-Techniken. Die Abkürzung steht für die englische Formel »high velocity, low amplitude« (»hohe Geschwindigkeit, kurzer Bewegungsweg«).

Blockaden der Gelenke entstehen durch Verspannungen der Bänder, Muskeln und Faszien in der Umgebung des Gelenks. Osteopathen beschreiben solche Verspannungen als »Barrieren«, die das Gelenk in seiner Bewegung stoppen.

Was bei der Behandlung geschieht: Der Osteopath stellt fest, wo genau die Barriere liegt, welchen Umfang sie hat und wie sie sich anfühlt. Die Behandlung selbst besteht in einem »gezielten, schnellen und kurzen Impuls«, der in gewisser Weise mit einem chiropraktischen Griff vergleichbar ist: Der Osteopath bewegt das Gelenk mit einem kurzen Ruck in Richtung der Barriere. Dabei ist meist ein Knacken zu hören, das für den Erfolg der Behandlung jedoch keine Bedeutung hat.

Viele haben vor einer solchen Behandlung Angst. Deshalb fragen Osteopathen grundsätzlich um Erlaubnis, bevor sie eine Thrust-Technik anwenden. Denn bei diesen Verfahren ist es besonders wichtig, daß sich der Patient nicht zusätzlich verspannt. Die Angst ist im übrigen unbegründet: Meist merkt man von dem kurzen Ruck nicht viel – und er wirkt sofort: Das Gelenk läßt sich wieder bewegen, Schmerzen gehen zurück. Am besten wirken

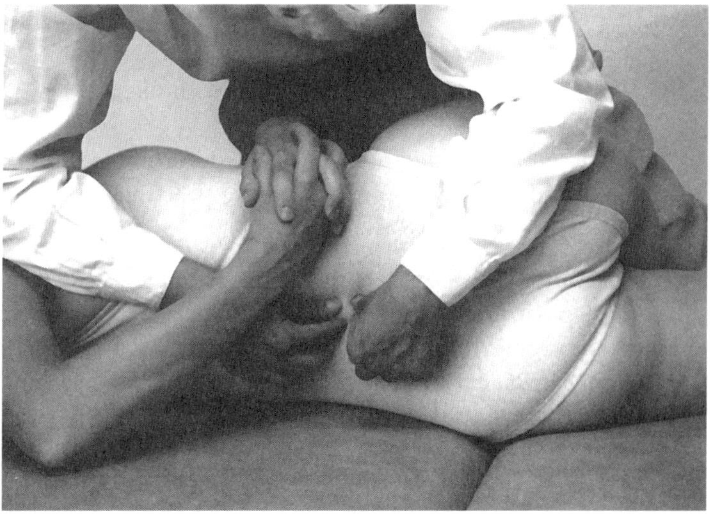

Thrust-Technik an der Lendenwirbelsäule

Abb. 6

Thrust-Techniken bei festen Barrieren. Bei eher schwammigen und nicht klar umrissenen Barrieren wird stattdessen oft eine indirekte Technik angewendet. Bei sehr starken oder bereits chronischen Einschränkungen muß die Thrust-Technik oft einige Male wiederholt und mit anderen Verfahren kombiniert werden. Manche Osteopathen setzen zur Vorbereitung auf eine Thrust-Technik die Muskel-Energie-Technik ein (siehe unten).

Wann ist die Anwendung nicht erlaubt? Bei bestimmten krankhaften Veränderungen (Beispiele: Muskelkontraktionen nach einer Verletzung, Arthrose im fortgeschrittenen Stadium, Gelenkversteifung, fortgeschrittene Osteoporose, Knochenbruch, Gefahr eines Knochenbruches, akute Entzündung). Bei Gelenken oder Wirbeln, die von Natur aus überbeweglich sind (hypermobile Gelenke), hält der Erfolg einer Thrust-Technik oft nicht lange vor. Deshalb arbeiten Osteopathen in solchen Fällen eher mit anderen Techniken.

Muskel-Energie-Techniken (Mitchell-Techniken)

Anwendung: bei blockierten Gelenken, kraftlosen Muskeln, verhärteten und verkürzten Muskeln oder Faszien, lokalen Durchblutungsstörungen.

Hintergrund: Die Behandlung soll eingeschränkte Beweglichkeit von Gelenken lösen, ohne sie dabei zu belasten. Das geschieht meist *nach dem Prinzip der isometrischen Kraftanwendung,* also durch das Erzeugen von Druck und Gegendruck; dabei muß der Patient aktiv mitarbeiten.

Was bei der Behandlung geschieht: Zunächst bringt der Osteopath den Körperteil, der behandelt werden soll, in die Position, in der die Bewegungseinschränkung einsetzt. Beispiel: Wenn der Patient ein Hüftgelenk nur unter Schwierigkeiten nach außen

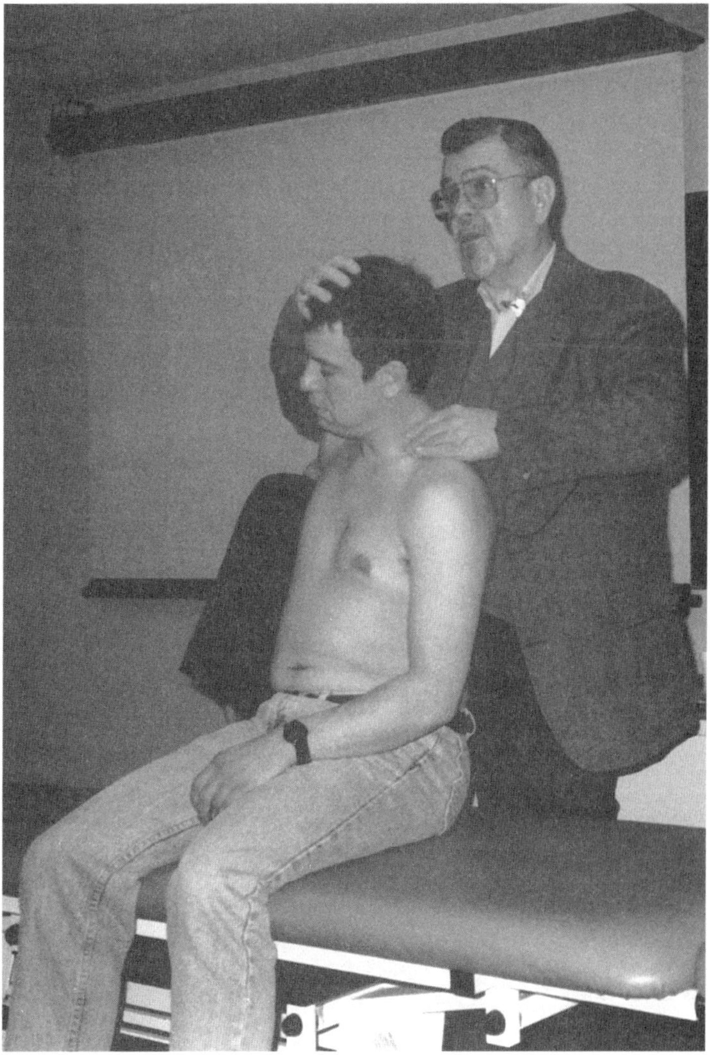

Muskel-Energie-Technik (Fred L. Mitchell)

Abb. 7

drehen kann (Außenrotation), wird die Hüfte so weit nach außen gedreht, wie es ohne Anstrengung möglich ist. Der Patient soll dann einige Sekunden lang mit Hilfe der Hüftmuskeln nach innen drücken – gegen den Widerstand des Osteopathen, der dagegen hält und keine Bewegung zuläßt. Anschließend entspannt sich der Patient, und der Osteopath sucht die neue »Bewegungsgrenze« des Hüftgelenks. Der Vorgang wird etwa dreimal wiederholt; anschließend untersucht der Osteopath noch einmal die Beweglichkeit des behandelten Gelenks oder Muskels.

Welcher Kraftaufwand bei der Behandlung notwendig ist, hängt unter anderem davon ab, ob ein großer oder ein kleiner Muskel betroffen ist. An Halsgelenken ist zum Beispiel nur wenig Kraft nötig. Insgesamt ist jedoch der gezielte Einsatz wichtiger als die Menge an Kraft.

Bei hypermobilen Gelenken und geschwächten Muskeln kann *nach dem isotonischen Prinzip* behandelt werden: Der Osteopath bringt das Gelenk, das behandelt werden soll, in die Position, in der die erweiterte Beweglichkeit einsetzt. Dann drückt der Patient das Gelenk mit Hilfe der umliegenden Muskeln und mit aller Kraft in Richtung »Nullstellung« (natürliche Beweglichkeit). Der Osteopath hält dagegen – diesmal aber nur so stark, daß das Gelenk über den ganzen Bewegungsbogen bewegt werden kann. Der Vorgang wird fünf- bis siebenmal wiederholt.

Artikulationstechniken

Anwendung: bei blockierten Wirbeln, auch im Halsbereich; bei verkürzten Muskeln und Faszien; zum »Weiten« des Brustkorbs bei Krankheiten der Atemwege; zum Vorbereiten einer Thrust-Technik.

Hintergrund: Bewegungseinschränkungen von Wirbeln und Gelenken entstehen meist durch Verhärtungen des Gewebes oder der

Muskeln und Bänder in der Umgebung des Gelenks. Durch Artikulationstechniken lassen sich solche Barrieren auf sehr sanfte Art lösen. Kinder und ältere Menschen sprechen besonders gut auf die Behandlung an.

Was bei der Behandlung geschieht: Der Patient soll bequem liegen oder sitzen – wichtig ist nur, daß sich der Körperteil, der behandelt werden soll (zum Beispiel ein blockierter Wirbel), frei bewegen läßt. Der Osteopath bewegt den Wirbel mehrmals in die Richtung der Barriere und wieder zurück. Bei jedem Zyklus erhöht der Osteopath behutsam die Kraft und die Amplitude der Bewegung (Amplitude = Bewegungsweg).

Im nächsten Behandlungsschritt soll der Patient diesen Vorgang aktiv unterstützen: Während der Osteopath den Wirbel in Richtung der Barriere bewegt, atmet der Patient tief ein. Dadurch läßt sich die Beweglichkeit des Wirbels und die Dehnbarkeit der umliegenden Gewebe weiter erhöhen.

Wann ist die Anwendung nicht erlaubt? Vorsicht ist geboten im Bereich von Hals und Nacken. Um Verletzungen der Wirbel zu vermeiden, sollen Dreh- und Streckbehandlungen niemals gleichzeitig ausgeführt werden. Die Behandlung darf nicht ausgeführt werden bei entzündeten oder gebrochenen Gelenken und Knochenerkrankungen wie zum Beispiel Osteoporose. Die Behandlung muß sofort abgebrochen werden, wenn sie neurologische Reaktionen wie Zucken, Kribbeln oder Taubheitsgefühl auslöst.

Weichgewebetechniken

Anwendung, Hintergrund: Weichgewebetechniken werden für Diagnose und Therapie eingesetzt.

- *Als diagnostisches Mittel* können sie helfen, Dysfunktionen genauer zu bestimmen und einzugrenzen; mit einer Weich-

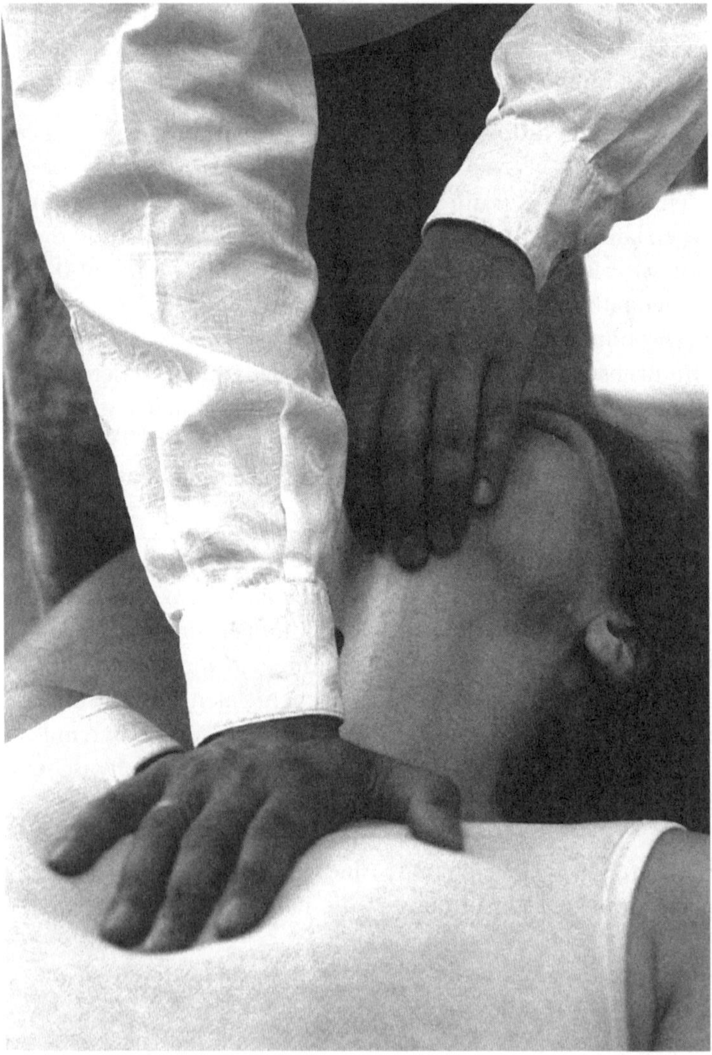

Behandlung der Halsfaszien

Abb. 8

gewebetechnik läßt sich außerdem feststellen, wie das Gewebe auf andere Behandlungstechniken reagiert.

- *Als therapeutisches Verfahren* werden Weichgewebetechniken unter anderem angewendet bei zu hoher oder zu geringer Muskelspannung, verkürzten Faszien, mangelnder Durchblutung von Muskeln und Faszien, Nährstoff- oder Sauerstoffmangel im Gewebe. Sie können außerdem den Abbau von Abfallprodukten des Stoffwechsels anregen, die Abwehr von Krankheitserregern verstärken und eine wohltuende Entspannung bewirken.

Was bei der Behandlung geschieht: Muskeln und Faszien werden geknetet und gedehnt. Punktuelle Verspannungen werden durch gezielten, kräftigen und tiefen Druck behandelt.

Wann ist die Anwendung nicht erlaubt? An verletzten und entzündeten Körperteilen dürfen Weichgewebetechniken nicht angewendet werden.

Modellieren (Molding)

Näheres hierzu siehe Seite 96.

Indirekte Techniken

Bei den meisten hier vorgestellten indirekten Techniken gibt es kaum Gegenanzeigen (Ausnahme: die Behandlungen des lymphatischen Systems, siehe Seite 101 ff.).

Funktionelle Techniken

Anwendung: bei Blockaden der Gelenke und/oder verhärteten und verkürzten Muskeln oder Faszien.

Hintergrund: Grundlage der funktionellen Techniken ist die Erkenntnis, daß es im wesentlichen folgende Arten der Bewegung gibt:

- Beugung und Streckung,
- seitliche Beugung,
- Drehung,
- Verlagerung seitwärts,
- Verlagerung von vorn nach hinten,
- Verlagerung kopfwärts/rückenwärts (Traktion/Kompression),
- Torsion.

  Hinzu kommen
- respiratorische, also durch das Ein- und Ausatmen entstehende Bewegungen sowie
- die zahlreichen möglichen Kombinationen aus zwei oder mehr verschiedenen Bewegungsarten.

Bei einer Bewegungseinschränkung sind immer mehrere Bewegungsarten gleichzeitig betroffen.

Was bei der Behandlung geschieht: Der Osteopath setzt die verschiedenen Arten der Bewegung gezielt ein, um eine Bewegungseinschränkung genau zu lokalisieren und dann aufzulösen. Nach der üblichen Ganzkörperuntersuchung nimmt er am Ort der Bewegungseinschränkung verschiedene Tests vor, zum Beispiel den Kompressionstest. Durch Fingerdruck auf die Haut und das darunterliegende Gewebe kann er feststellen, wo genau die Gewebespannung erhöht ist. Dann untersucht er die Beweglichkeit; dazu kann er der Gewebespannung passiv folgen oder den Körperteil behutsam beugen, strecken oder drehen.

Zum Behandeln der Bewegungseinschränkung kann der Osteopath zum Beispiel den Körperteil in die Richtung drehen, beugen oder strecken, in der die Beweglichkeit nicht eingeschränkt ist. Das bewirkt ein zunehmendes Freiwerden (increasing ease) der verhärteten Körperregion.

Bei der *Übertreibung (Exaggeration)* wird das betroffene Gelenk noch über diesen Punkt hinaus bewegt, bis die physiologische Barriere erreicht ist. Dieses Verfahren wird bei sehr starken Bewegungseinschränkungen der Gelenke angewendet.

In einem weiteren Behandlungsschritt leitet der Osteopath den Patienten an, die passive Bewegung durch gezieltes Ein- und Ausatmen zu unterstützen.

Strain/Counterstrain (Jones-Technik)

Anwendung: bei starken Bewegungseinschränkungen, bei stark verspannten oder sehr ängstlichen Patienten, zum Vorbereiten auf andere Behandlungsverfahren.

Hintergrund: Die Strain/Counterstrain-(Zug/Gegenzug-)Techniken, die in den sechziger Jahren von dem amerikanischen Osteopathen Dr. Lawrence H. Jones entwickelt wurden, gehören zu den sanftesten der Osteopathie. Die Strain/Counterstrain-Technik basiert im wesentlichen auf zwei Prinzipien:

- Für jede Bewegungseinschränkung, von der Muskeln, Nerven Gelenke oder Knochen betroffen sind, gibt es einen Indikator- oder Reflexpunkt. Dieser Punkt kann auch entfernt vom Ort der Beschwerden liegen.
- Für jede Bewegungseinschränkung gibt es eine Position, in der sich die Spannung löst. Diese »Position des Wohlbefindens« ist meist identisch mit der Position, die diese Verspannung hervorgerufen hat.

Was bei der Behandlung geschieht: Der Osteopath macht zunächst den Reflexpunkt ausfindig und hält mit der einen Hand Kontakt zu diesem Punkt. Mit der anderen Hand verändert er die Lage des Patienten, bis die Position gefunden ist, in der die Spannung im Reflexpunkt nachläßt (mindestens um 70 Prozent). Der Patient merkt das daran, daß der Punkt jetzt nicht mehr oder deutlich weniger schmerzt.

Der nächste Schritt ist die »Feineinstellung« mit dem Ziel, den Punkt herauszufinden, an dem jede Spannung aus dem Gelenk verschwunden ist. Dort läßt es sich, wenn auch in einem sehr engen Bereich, »wie schwerelos« bewegen. In dieser Position wird der Patient 90 Sekunden lang gehalten. So lange braucht der Organismus, um das bisherige, ungünstige Bewegungsmuster zu »löschen« und die neue Erfahrung in einer schmerzfreien Position zu speichern. Wichtig ist, daß der Patient sich in diesen anderthalb Minuten weder bewegt noch durch Anspannen der Muskeln »mithilft«. Der Osteopath führt ihn dann langsam und vorsichtig in die Normalstellung zurück.

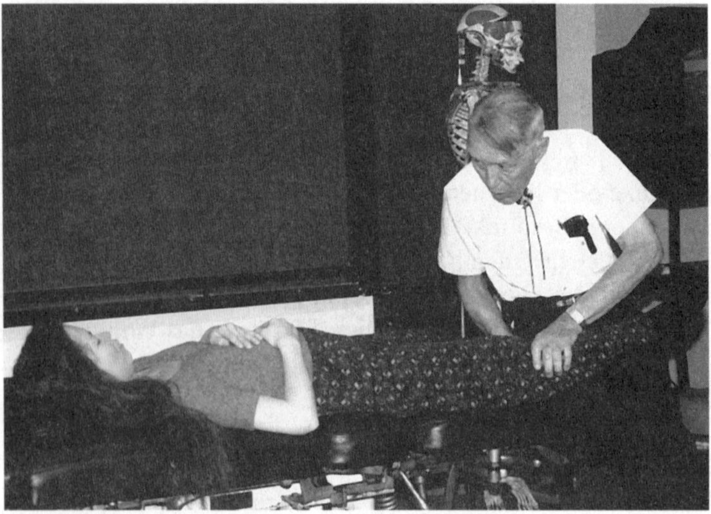

Strain/Counterstrain-Technik (Lawrence H. Jones)

Abb. 9

Eine Strain/Counterstrain-Behandlung kann wiederholt werden, zum Beispiel bei Bewegungseinschränkungen an mehreren Stellen und/oder aus unterschiedlichen Ursachen.

Faszilierte Positions-Entspannungstechnik (Fascilitated Positional Release Technique)

Anwendung: bei Verspannungen im Gewebe und zur Behandlung der tief gelegenen Muskulatur bei Bewegungseinschränkungen der Gelenke.

Hintergrund: Wenn Gewebe und Muskeln zu stark angespannt sind, verkürzen sie sich und ziehen an den benachbarten Knochen, Gelenken oder Wirbeln. Dadurch verändert sich deren Position; die Folge sind Bewegungseinschränkungen und Schmerzen. Um die betroffenen Körperteile in ihre natürliche Lage zurückzuführen, muß die überhöhte Spannung im Gewebe und in den Muskeln abgebaut werden.

Was bei der Behandlung geschieht: Der Osteopath leitet den Patienten an, sich so hinzusetzen oder hinzulegen, daß die betroffene Region entspannt und möglichst schmerzfrei ist. Bei einem »Schiefhals« zum Beispiel legt sich der Patient auf den Rücken. Der Osteopath korrigiert die Position so, daß die Wirbelsäule in der schmerzenden Region möglichst flach aufliegt und die Muskeln sich entspannen. Verstärkt wird dieser Effekt durch behutsamen Druck und/oder eine Drehbewegung. Der Osteopath hält diese Position drei bis vier Sekunden lang und löst dann vorsichtig den Griff.

Den meisten Patienten geht es danach sofort besser. Wenn die Behandlung nicht oder nur teilweise gewirkt hat, wird sie – nach erneuter Untersuchung – wiederholt oder der Osteopath wendet eine andere Technik an.

Techniken der kraniosakralen Osteopathie

Diese Verfahren nutzen die Bewegungen der primären Respiration, auch als kraniosakraler Rhythmus bezeichnet. William Garner Sutherland, der Begründer des kraniosakralen Bereichs der Osteopathie, hat die Prinzipien der Osteopathie auf den Schädel ausgeweitet, der bis dahin als statisches Ganzes angesehen wurde (mehr zur primären Respiration auf Seite 132ff.). Die Techniken und Behandlungsprinzipien aus dem kraniosakralen Bereich sind mit Abstand die subtilsten und sanftesten in der Osteopathie. Sie haben der damaligen Osteopathie viele neue Impulse gegeben und werden heute für die Korrektur von Geweben aller Art eingesetzt.

Die Faktoren, die die primäre Respiration möglich machen, wurden von Sutherland als der Primäre Respiratorische Mechanismus bezeichnet. Er setzt sich aus folgenden Elementen zusammen:

- Das Gehirn und das Rückenmark haben wie alle anderen Organe eine Eigenbewegung. Sie verändern in regelmäßigen Abständen und aus sich heraus ihre Form und ihren Umfang.
- Beteiligt an der Bildung dieses Rhythmus sind die Ab- und Zunahme der Gehirn- und Rückenmarksflüssigkeit sowie die Strukturen, die diese Flüssigkeit produzieren und resorbieren (aufnehmen).
- Aufgrund ihrer minimalen Beweglichkeit lassen die Hirn- und Rückenmarkshäute die rhythmischen Bewegungen zu. Sie koordinieren diese Impulse und übertragen sie an die Schädelknochen und das Kreuzbein.
- Der Schädel ist, wenn auch in geringem Umfang, beweglich. Das liegt unter anderem daran, daß die einzelnen Schädelknochen eine gewisse Flexibilität besitzen und die Schädelnähte (Suturen) feine Bewegungen zulassen. Osteopathen können diese Bewegungen ertasten.

- Das Kreuzbein besitzt zwischen den Beckenknochen eine gewisse Beweglichkeit.
- Die Schädelbewegungen werden von den Hirn- und Rückenmarkshäuten auf das Kreuzbein übertragen. Über die Körperflüssigkeiten und das Fasziensystem wird der kraniosakrale Rhythmus in den ganzen Organismus weitergeleitet.

Der Atem des Lebens ist eine der Grundlagen des osteopathischen Konzepts. Dieses Prinzip ist vergleichbar mit dem indischen Prana, dem chinesischen Qi oder dem reichianischen Orgon. Sutherland hat den Atem des Lebens bzw. seine Potenz (»potency«) als die Kraft definiert, die dafür verantwortlich ist, daß sich Leben manifestiert. Der Atem des Lebens ist nicht mit der Luft zu verwechseln. Sutherland verdeutlichte das mit dem Bibelzitat: »Gott ... atmete in die Nase des Menschen den Atem des Lebens ... und der Mensch wurde eine lebende Seele« (aus Genesis 2:7).

Der Atem des Lebens wirkt außerhalb des Körpers als eine Art dynamische Stille. Er durchdringt den Körper und wirkt dort als Ursprung von Kräften und Bewegungen in bioenergetischen, bioelektrischen, biomolekularen und biomechanischen Feldern und Strukturen, von Bewegungen der Körperflüssigkeiten sowie von allen natürlichen rhythmischen Gewebequalitäten. Während der embryonalen Entwicklung ist der Atem des Lebens der zündende Funke für den Lebensprozeß. Seine Potenz ist kontinuierlich mit dem Erhalten und Wiederherstellen der Basismuster von Gesundheit beschäftigt. Für Osteopathen ist der Atem des Lebens beim Palpieren (Seite 13) spürbar (»primäre Respiration«). Während der Behandlung versuchen sie, mit dieser »intelligenten Kraft« im Organismus in Kontakt zu treten und dadurch Heilung von innen geschehen zu lassen.

Der Osteopath ertastet den kraniosakralen Rhythmus am Kopf oder einer anderen Körperstelle. Unregelmäßigkeiten der Bewegung und des Fließens sind zugleich Hinweise auf Störungen im Organismus. Mit den kraniosakralen Techniken kann der Behandler die Schädelknochen, das Kreuzbein und andere Strukturen auf äußerst sanfte Weise darin unterstützen, ihre natürliche Beweglichkeit wiederzuerlangen. So können gezielte minimale Impulse auf die Körperflüssigkeit Bewegungseinschränkungen an der Schädelnaht korrigieren und so zum Beispiel Kopfschmerzen auflösen. Zwei Beispiele für die kraniosakrale Behandlung:

Kopfschmerzen durch einen »Blutstau« im Schädel. Der kleine Fabrice, sieben Jahre alt, klagte seit frühester Kindheit über Kopfschmerzen. Sie begannen immer am Hinterkopf links und stiegen dann seitlich bis zum linken Auge. Fabrice hatte Konzentrationsschwierigkeiten; in der Schule kam er nicht gut mit.
Die osteopathische Untersuchung zeigte eine Verengung der Schädelnaht an der Nahtstelle von Hinterhauptbein und Schläfen-

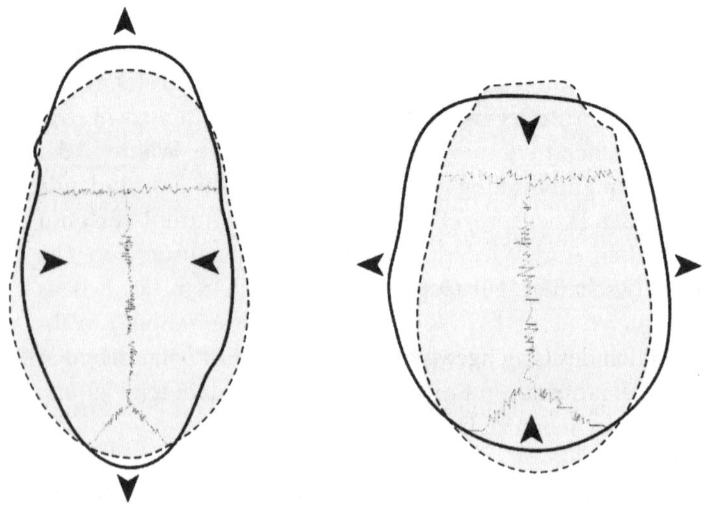

Schädelbewegungen in der Inspirations- und in der Exspirationsphase

Abb. 10

bein. Auf dieser Höhe befindet sich auch das »Drosselloch« in der hinteren Schädelgrube (Foramen jugulare). Durch die beiden Drossellöcher treten 85 bis 95 Prozent des venösen Blutes aus dem Kopf heraus. Verringert sich der Durchmesser dieser Öffnung, staut sich das Blut, und es kommt zu Schmerzen.
»Durch eine Korrektur am linken Schädelknochen konnte ich die natürliche Beweglichkeit der Schädelnaht wiederherstellen. Die Kopfschmerzen sind seitdem verschwunden.«

» **So drückt die Zahnspange weniger.** Von den Menschen, die als Kinder eine Zahnspange getragen haben, leiden nach amerikanischen Untersuchungen schätzungsweise über 50 Prozent unter einem unangenehmen Klappern und Knacken des Kiefergelenks. Das ist eine Spätfolge der starken Spannungen und Druckbelastungen, die durch die Spange im Schädel entstehen. Eine osteopathische Behandlung der Gelenkstellen des Schädels wenige Stunden vor dem Anpassen der Spange kann solchen Beschwerden vorbeugen. Wird die Spange nämlich an ein »entspanntes System« angepaßt, ist der Druckwiderstand geringer, und die Spange wirkt sogar besser als sonst.
»Ich führe solche Behandlungen bei vielen Kindern durch. Mehr als einmal mußte ein Kieferorthopäde aus diesem Grund sogar eine neue Spange anfertigen. Bei einem Mädchen, das ich soeben osteopathisch behandelt hatte, war der Oberkiefer danach so verändert, daß die vorbereitete Einlage nicht mehr paßte.«

Jean Louis Olivier, D.O., Osteopath in Frankreich.

Einstellen des Gleichgewichtspunkts (point of balance)

Anwendung: bei Bewegungseinschränkungen der kranialen Strukturen und aller anderen Gelenke im Körper.

Hintergrund: Der *point of balance* (Gleichgewichtspunkt) gehört zu den wichtigsten Behandlungsprinzipien des kraniosakralen Bereichs der Osteopathie. Der point of balance ist die Position, in

Punktgenau im Gleichgewicht

Wer schon mal den Fuß verstaucht hat oder einen steifen Nacken hatte, kennt das Gefühl: Manchmal fühlt sich das verletzte Gelenk oder der blockierte Wirbel in einer schiefen Position am besten. Man dreht also den Kopf leicht nach rechts, den Fuß etwas nach außen – und alles scheint gut. Sobald man aber versucht, geradeaus zu sehen oder die Füße parallel zu stellen, kommen die Schmerzen wieder. Die Ursache des Phänomens: Durch die Störung (Verletzung, Blockade durch verspannte oder verkürzte Muskeln und Gewebe) hat sich der Gleichgewichtspunkt (point of balance) des Gelenks verschoben. Wenn die Beschwerden abklingen (von allein oder durch eine Behandlung) kehrt der Gleichgewichtspunkt wieder auf die natürliche »Mittellinie« zurück.

der sich alle an der Bewegungseinschränkung beteiligten Strukturen (Bänder, Membranen etc.) im bestmöglichen Gleichgewicht befinden.

Was bei der Behandlung geschieht: Der Osteopath sucht zunächst den point of balance der Strukturen, die behandelt werden sollen. Ein Beispiel: Liegt die Bewegungseinschränkung in einem Fingerglied, wird die Beweglichkeit des Gelenks in der Drehbewegung (Rotation) untersucht. Dann bewegt der Osteopath das Fingerglied in die Richtung der größeren Beweglichkeit, bis sich die Gelenkspannung in der Rotation nach links und nach rechts im Gleichgewicht befindet.

In dieser Position wird das Gelenk so lange gehalten, bis eine Entspannung wahrnehmbar wird. Der Vorgang wird dann für die Beugung, die Streckung und für die seitliche Beweglichkeit wiederholt. Diese drei Schritte können einzeln oder gleichzeitig ausgeführt werden. Am besten wirkt die Behandlung, wenn alle Bewegungskomponenten eines Gelenks so eingestellt werden, daß ein point of balance entsteht. Die Behandlung kann durch Impulse auf den Liquor (Seite 38) und die Gewebeflüssigkeit sowie durch gezieltes Atmen des Patienten unterstützt werden.

Auseinanderziehen (Disengagement)

Anwendung: bei verklebten und verwachsenen Strukturen aller Art, bei starken und/oder chronischen Bewegungseinschränkungen.

Hintergrund: Dieses Verfahren der kraniosakralen Osteopathie wird eingesetzt, um stark komprimierte Schädelnähte voneinander zu lösen und sie für weitere Techniken zugänglich zu machen.

Was bei der Behandlung geschieht: Der Osteopath bewegt die beteiligten Gelenkflächen mit sehr leichtem Zug jeweils in die entgegengesetzte Richtung. Der Vorgang kann mehrmals wiederholt werden.

Entgegengesetzte physiologische Bewegung

Anwendung: bei bestimmten sehr starken Bewegungseinschränkungen als Folge einer früheren Verletzung.

Hintergrund: Die entgegengesetzte physiologische Bewegung ist eine Technik mit direkten und indirekten Anteilen. Das Verfahren erinnert an das Öffnen eines festsitzenden Verschlusses, das etwa so vor sich geht: Eine Hand kippt oder dreht den Deckel in die Richtung, in der dieser sich öffnet. Die andere drückt den Behälter in die entgegengesetzte Richtung, also dorthin, wo sich der Deckel schließt.

Was bei der Behandlung geschieht: Der Osteopath führt eine der beteiligten Gelenkflächen in die Richtung der Barriere (direkte Technik) und die andere in die Richtung der größeren Beweglichkeit (indirekte Technik).

Kompression/Dekompression

Anwendung: bei stark blockierten Gelenken, Strukturen und Membranen.

Hintergrund: Die Kompression/Dekompression ist eine Technik mit direkten und indirekten Anteilen (siehe Seite 78/85). Das Verfahren ist vergleichbar mit dem geschickten Lösen einer blokkierten Schublade. Man schiebt die Lade hinein, bis sie ganz geschlossen ist und kann sie dann ohne Gewalt wieder herausziehen.

Was bei der Behandlung geschieht: Der Osteopath nähert die beiden Gelenkflächen einander an (Kompression) und zieht sie dann sanft auseinander (Dekompression).

Modellieren (Molding)

Anwendung: zum Beispiel bei Verformungen der Schädelknochen als Folge von Verletzungen (auch während der Geburt).

Hintergrund: Selbst scheinbar unbedeutende Verletzungen (zum Beispiel, wenn Kinder hinfallen) können unter Umständen dauerhafte Verformungen der Knochen zur Folge haben. Auch, wenn sie kaum sichtbar sind, haben sie doch Einfluß auf die benachbarten Knochen und Gewebe und auf das Gleichgewicht im Organismus insgesamt. Das Modellieren wird vor allem bei Kindern eingesetzt. Denn bei ihnen ist der Schädel noch leichter verformbar; hinzu kommt, daß Verletzungen am Kopf (etwa durch Stürze) in der Kindheit häufiger sind als später. Aber auch bei Erwachsenen kann die Behandlung heilsame Veränderungen bewirken.

Was bei der Behandlung geschieht: Als erstes löst der Osteopath alle Verspannungen und Barrieren in der Umgebung der betroffenen Region. Dann »modelliert« er den verformten Knochen durch gezielten, behutsamen Druck oder Zug von außen.

Techniken der viszeralen Osteopathie

Anwendung: innere Organe und ihre Stützgewebe (Eingeweide).

Hintergrund: Die Verfahren basieren auf den Elementen der Osteopathie, angewandt auf die viszeralen Strukturen. Diese Form der Behandlung wird als »viszerale Osteopathie« bezeichnet.

Eigenbewegung, Beweglichkeit und Peristaltik der Organe: Die natürliche rhythmische minimale Eigenbewegung (sieben bis neun Zyklen pro Minute) eines Organs ist notwendig, damit es seine Funktion erfüllen kann. Der Ursprung dieser Bewegung ist bisher nicht genau geklärt. Die Beweglichkeit der inneren Organe hilft ihnen, sich den Atembewegungen des Zwerchfells und den Körperbewegungen anzupassen. Peristaltische Bewegungen (wellenförmiges Zusammenziehen der Muskulatur), zum Beispiel des Darmes sind ebenfalls Bestandteil der Organfunktion.

Stützende Elemente der Organe: Bänder, Gekröse und bindegewebige Falten halten ein Organ an seinem Platz. Sie verbinden es mit einem anderen Organ oder mit der hinteren Bauchwand und dem Zwerchfell. Sie enthalten zum Teil auch Blutgefäße und Nerven für die Organe. Verhärten und Überdehnung dieser Aufhängungen beeinflussen die Funktion der Organe. Jedes Organ hat die Tendenz, sich auszubreiten. Durch diesen »Ausbreitungsdruck« (Turgoreffekt) halten die Organe sich gegenseitig in ihrer Position. Unterschiedliche Druckverhältnisse im Brust- und Bauchraum stützen die Organe zusätzlich. Die Funktion eines Organs wird beeinträchtigt (Organdysfunktion), sobald das Organ an Beweglichkeit verliert, zum Beispiel durch

- erhöhte Gewebespannung in der Umgebung,
- Verklebungen und/oder Narben nach einer Entzündung oder als (meist unvermeidliche) Begleiterscheinung eines medizinischen Eingriffs,

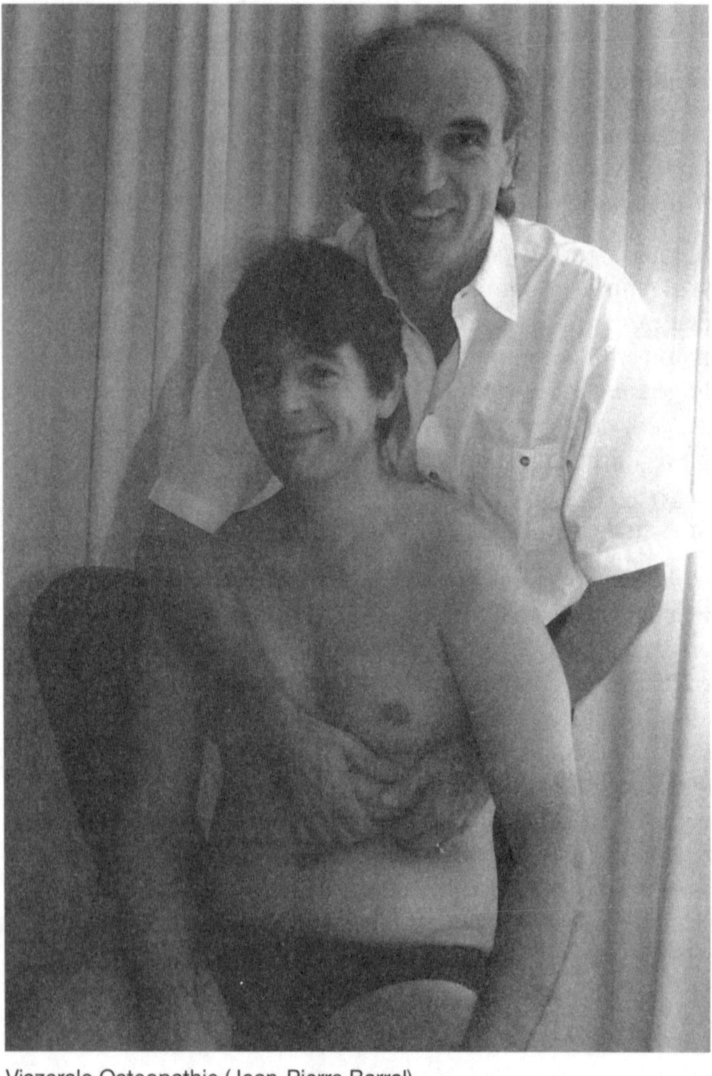

Viszerale Osteopathie (Jean-Pierre Barral)

Abb. 11

- eine Organsenkung: Übergewicht, mehrere Schwangerschaften und die natürliche Alterung in Verbindung mit einer Verletzung oder ungesunden Essensgewohnheiten können dazu führen, daß eine Niere, der Magen oder die Gebärmutter nach unten wandern und dort fixiert bleiben.

Die osteopathische Behandlung soll das Organ unterstützen, seine normale Beweglichkeit zurückzuerlangen. Der Osteopath arbeitet außerdem darauf hin, die Blut- und Nervenversorgung des Organs zu normalisieren. Dadurch kann das Organ heilen, und meist verschwinden die Beschwerden. Auch, wenn noch keine Symptome spürbar sind, können Osteopathen Bewegungseinschränkungen der Organe feststellen und behandeln und damit einer Krankheit zuvorkommen.

Da die Organe in enger Verbindung mit ihrer Umgebung stehen, kann zum Beispiel eine fixierte Niere oder ein »verklebter« Eileiter auch Rückenschmerzen auslösen. Deshalb können viszerale Techniken oft auch bei Problemen des Bewegungsapparats helfen.

Was bei der Behandlung geschieht: Der Osteopath prüft mit seinen Händen die Position, die Form, das Volumen, die Dichte sowie die Beweglichkeit und Eigenbewegung der Organe.

Er kann zum Beispiel seine Hände sanft in den Bauchraum einsenken, die Niere erfühlen und mit spezifischen Griffen so auf sie einwirken, daß sie ihre natürliche Beweglichkeit zurückerlangt. Oder er löst fixierte Bänder des Magens, damit er besser arbeiten kann; mit einer Pumptechnik kann er die Leber stimulieren. Osteopathen kennen die Wechselbeziehungen zwischen den Organen sehr genau und nutzen dieses Wissen bei der Behandlung.

Deshalb kann es zum Beispiel sein, daß ein Patient mit Magenschmerzen am Dickdarm behandelt wird und die Schmerzen dadurch verschwinden.

Der Osteopath untersucht außerdem die Gebiete im Körper, die für die Blut- und Nervenversorgung der Organe zuständig sind, und behandelt Bewegungseinschränkungen, wie zum Beispiel einen blockierten Wirbel.

» **Ein Sturz mit Spätfolgen.** Die Funktionen des Organismus sind auf vielfache Weise miteinander vernetzt, wie diese Geschichte zeigt.

Die junge Frau, um die es hier geht, war wegen chronischer Kniebeschwerden zu dem französischen Osteopathen Jean-Pierre Barral gekommen. Viel ernster war jedoch das Problem, das der Osteopath bei der Befragung und Untersuchung herausfand: Die Patientin hatte starken Bluthochdruck.

»Als ich sie untersuchte, betrug der systolische (höhere) Wert 190,« schreibt Jean-Pierre Barral. »Normalerweise nahm die junge Frau Medikamente, um den Blutdruck zu senken, aber er blieb die meiste Zeit zu hoch.«

Was der Osteopath außerdem feststellte: »Das Kreuz- und das Steißbein waren in ihrer Beweglichkeit eingeschränkt. Die rechte Niere lag vier bis fünf Zentimeter niedriger als gewöhnlich. Als ich die Patientin befragte, erzählte sie, daß sie kürzlich bei einer Bergwanderung auf einem Stein ausgerutscht und auf das Steißbein gefallen sei. Vor zehn Jahren sei sie schon einmal gestürzt.«

Solche Informationen enthalten für einen Osteopathen wichtige Hinweise, wie Jean-Pierre Barral weiter schreibt: »Bei einem Sturz auf das Steißbein passiert es sehr oft, daß die Schockwelle nach oben läuft und die festen Organe erreicht, wie zum Beispiel die Leber und die Nieren. Genau hinter der Niere befindet sich ein großer Nerv, der einen Teil des Knies mit Impulsen versorgt. Verlagert sich die Niere nach unten, kann es zu einer Nervenreizung kommen, die manchmal auch eine Entzündung hervorruft.«

Als erstes behandelte der Osteopath die rechte Niere, um ihre Beweglichkeit wiederherzustellen. Der Erfolg war vielversprechend:

»Unmittelbar danach sank der Blutdruck auf 140. Dann habe ich das Steißbein mobilisiert, und der Blutdruck erreichte den Wert von 120. Das Knieproblem verschwand nach der zweiten Sitzung. Insgesamt habe ich die Patientin dreimal behandelt.«
Sechs Jahre danach kam die junge Frau wieder zu Jean-Pierre Barral, diesmal für eine Routine-Untersuchung nach einer Entbindung. Ihr Blutdruck war seit der osteopathischen Behandlung stabil geblieben (systolischer Wert: 120), und sie nahm in Absprache mit ihrem Arzt schon lange keine blutdrucksenkenden Medikamente mehr.

Der französische Osteopath *Jean-Pierre Barral*, D.O., war maßgeblich an der Entwicklung der viszeralen Osteopathie beteiligt. Er ist ein international anerkannter Dozent und Autor zahlreicher Fachbücher.

Behandlungen des lymphatischen Systems

Anwendung: bei Lymphstau und zum Anregen der Aktivität des lymphatischen Systems.

Hintergrund: Das lymphatische System ist einer der wichtigsten Kreisläufe im Organismus. Es ist zum Beispiel beteiligt an der Abwehr von Infektionen und Krebs.

Was bei der Behandlung geschieht: Als erstes löst der Osteopath Verspannungen, die das lymphatische System beeinträchtigen. Welche Technik er dabei einsetzt, hängt unter anderem davon ab, wie stark die Verspannung ist und wie sich der Patient insgesamt fühlt. Dann wird zunächst das zentrale lymphatische System behandelt (Brust, Bauchraum, Becken) und anschließend das periphere lymphatische System (Kopf und Nacken, Arme und Beine). Wichtig sind außerdem die Venenwinkel auf der Höhe der

> *Wir gelangen direkt an die Quelle von Leben und Tod, wenn wir das lymphatische System behandeln.*
>
> *Andrew Taylor Still*[7]

inneren Schlüsselbeingelenke. Dort fließt die Lymphe wieder in den Blutkreislauf zurück. Mit sanften kreisenden Bewegungen, leichtem Druck sowie sanften Pumptechniken entlang der Lymphbahnen stimuliert der Osteopath den Lymphfluß und löst Stauungen auf.

Wann ist die Anwendung nicht erlaubt? Zum Beispiel bei Knochenbrüchen und Fieber aufgrund einer bakteriellen Infektion sowie bei Krebserkrankungen.

Mittelohrentzündung bei Kindern. Die amerikanische Osteopathin Anne Wales beschreibt die Behandlung der vierjährigen Suzy:

»Die Kleine hatte Ohrenschmerzen, Fieber und einen geschwollenen Nacken. Bei solchen Beschwerden kann die Osteopathie sehr gut helfen. Als erstes untersuchte ich das Kreuzbein; es war eingesunken und schief. Der seitliche Bauchwandbereich (Ilia) wurde von der harten Rückenmarkshaut nach oben gezogen. Das Zwerchfell des Kindes war ebenfalls abgesunken; der Atem ging schwerfällig. Ich behandelte diesen gesamten Bereich einschließlich der Rippen.

Dann gab ich den Geweben des Nackens unterstützende Impulse, um den Transport der Gewebe- und der Lymphflüssigkeit anzuregen.

Beim Palpieren der Schädelbasis stellte ich fest, daß sie beim Drehen des Kopfes unter starker Spannung stand. Der große Keilbeinflügel stand rechts etwas höher. Das erzeugte Druck auf den knorpeligen Teil des Gehörgangs, also dort, wo der Gehörgang ohnehin am engsten ist. Das war die Lösung: Die Schädelbasis brauchte Unterstützung, um das Spannungsgleichgewicht wiederherzustellen. Sobald das geschehen war, gingen auch die Beschwerden der kleinen Suzy zurück.«

Mehr über *Anne Wales,* D.O., F.A.A.O., F.C.A., auf Seite 14f. (Zu den Abkürzungen siehe Seite 15f.)

Nach der Behandlung

Der Organismus ist anschließend für eine kurze Zeit besonders sensibel und verletzlich.
Bleiben Sie nach Möglichkeit noch einige Minuten entspannt liegen und versuchen Sie, für den Rest des Tages belastenden Streß zu vermeiden.

Die Beschwerden können zunächst sogar geringfügig schlimmer werden. Manchmal treten alte Beschwerden wieder auf, wie zum Beispiel Kopfschmerzen, Schwindelgefühle oder Übelkeit.
Meist ist diese »Erstverschlimmerung« ein gutes Zeichen:
Der Organismus »arbeitet«; dadurch werden chronische Störungen wieder akut, um sich dann aufzulösen.

In seltenen Fällen können solche Nebenwirkungen auch dadurch ausgelöst werden, daß der Osteopath bei der Behandlung einen falschen Impuls gesetzt hat.
Das kann vorkommen, da sich nie ganz genau einschätzen läßt, wie der Organismus auf eine bestimmte Behandlungstechnik reagiert.
Deshalb ist es wichtig, daß Sie dem Osteopathen sagen, was Sie während der Behandlung gespürt haben und welche Auswirkungen Sie vielleicht einige Tage später festgestellt haben.

Am eigenen Leib – Wo Osteopathie helfen kann

Bei fast allen Störungen im Organismus kann die Osteopathie helfen, oft auch als ausschließliche Therapie. In manchen Fällen hilft sie sogar schneller und nachhaltiger als die sonst üblichen Medikamente oder ein chirurgischer Eingriff. Ein weiterer großer Vorteil: Wenn gut ausgebildete, qualifizierte Therapeuten – nur solchen sollten Sie sich anvertrauen – die osteopathische Behandlung durchführen, hat sie keinerlei schädliche Nebenwirkungen.

Eine osteopathische Behandlung basiert auf dem Wissen um die vielfältig vernetzten Prozesse im Organismus, die zu Gesundheit und Krankheit führen. Osteopathen arbeiten nicht mit bestimmten Techniken für bestimmte Krankheiten, sondern sie versuchen, bei jedem Patienten die individuellen Faktoren zu ermitteln, die zu der Störung im Organismus geführt haben. Deshalb kann es sein, daß zwei Menschen mit exakt denselben Beschwerden ganz unterschiedlich behandelt werden.

Wann ist eine osteopathische Behandlung sinnvoll?

Pauschale Vorgaben, bei welchen Krankheitsbildern eine osteopathische Behandlung erfolgen kann oder sollte, gibt es nicht. Hier einige Beispiele von Störungen und Krankheiten, bei denen Osteopathen als Ergänzung oder Alternative zu einer schulmedizinischen Therapie die Selbstheilungskräfte des Kranken anregen können, so daß die Beschwerden von selbst zurückgehen:

- akute Infektionen mit Fieber (z.B. Halsentzündung)
- Asthma und andere Atemwegserkrankungen
- chronische Sinusitis
- chronische Mittelohrentzündungen

- Tinnitus
- Schwerhörigkeit

- Sehstörungen
- Glaukom (Grüner Star)
- Katarakt (Grauer Star)

- Menstruationsbeschwerden, Dysmenorrhoe und andere gynäkologische Beschwerden
- Schilddrüsenüberfunktion und andere Hormonstörungen

- Gelenkbeschwerden (Ischialgie, Arthrosen u.a.)
- Skoliose (Wirbelsäulenverkrümmung)
- Störungen des Kiefergelenks, »Fehlbiß«
- Schiefhals bei Kleinkindern

- Herz- und Gefäßstörungen

- Migräne
- Kopfschmerzen
- chronische Schmerzen
- Schwindel
- Schlafstörungen
- Verdauungsstörungen

- Hyperaktivität bei Kindern
- Konzentrations-/Lernstörungen
- psychosomatische Erkrankungen
- Depressionen

- Verstauchungen, Verrenkungen
- Schleudertrauma
- Schlaganfall (Rehabilitation)

Fallgeschichten aus der osteopathischen Praxis

Berichte aus der Praxis können besser als jede noch so überzeugende theoretische Erklärung verdeutlichen, wie eine osteopathische Behandlung konkret wirkt. Deshalb haben wir erfahrene, international anerkannte Osteopathinnen und Osteopathen aus verschiedenen Ländern gebeten, für dieses Buch jeweils einen charakteristischen »Fall« zu schildern. Die meisten dieser authentischen Berichte sind hier zusammengefaßt; einige finden sich bereits in den vorigen Kapiteln.

» **Rückenschmerzen nach Autounfall.** Kaum ein Mensch kennt sie nicht: Rückenschmerzen. Osteopathie und Bewegungsübungen könnten vielen Betroffenen helfen. Wer ständig im Sitzen arbeitet, bekommt früher oder später Probleme mit dem Rücken. Viele nehmen solche Beschwerden zunächst nicht ernst und warten sehr lange ab, bevor sie etwas unternehmen. So war es auch bei dem 50jährigen Busfahrer, dessen Geschichte der amerikanische Osteopath Richard Allen Feely aufgeschrieben hat. Als Feely seinen Patienten zum ersten Mal sah, litt der Mann bereits seit zehn Jahren unter Schmerzen im Rücken und im rechten Knie, die in der letzten Zeit schlimmer geworden waren. Auf einer Skala von 1 für »leichte Schmerzen« bis 10 für »unerträgliche Schmerzen« stufte der Mann seine Schmerzen mit dem Wert 7 ein.
Der Busfahrer hatte mehrere Unfälle gehabt und sich einmal auch am Rücken verletzt. Eine sechswöchige chiropraktische Behandlung nach einem Sturz von der Leiter hatte keine Linderung gebracht. Der Osteopath befragte und untersuchte seinen Patienten und notierte dabei unter anderem:
»Die Verletzungen betreffen zum größten Teil das Muskel- und Skelettsystem sowie die Ligamente. Es besteht kein Bandschei-

benvorfall. … Der Patient leidet an konstanten Schmerzen im unteren Rücken, Nackensteifheit und gelegentlich an Schmerzen im unteren Bauchraum und Krämpfen. Die körperliche Untersuchung zeigt eine Empfindlichkeit und Einschränkungen der Muskulatur seitlich der Wirbelsäule bei seitlich gebeugten Drehungen sowie Nackensteifigkeit. Die Werte und Funktionen anderer Organe liegen im Normbereich.

Die strukturelle osteopathische Untersuchung … zeigt keine große Körperasymmetrie, keine abnorme Skoliose (seitliche Wirbelsäulenverkrümmung), Kyphose (Buckel) oder Lordose (Hohlkreuz). Das tragende Gewicht liegt auf der linken Seite. Der Oberschenkelkopf ist auf der rechten Seite niedriger, der Darmbeinkamm, der untere seitliche Winkel des Schulterblatts und die Schulter stehen alle links niedriger. Der Kopf ist in der Mittellinie, die Beckenseitwärtsbewegung geht nach rechts. Die Beinlängen sind gleich, der kraniale rhythmische Impuls hat ein normales Tempo und eine normale Amplitude … Der Bewegungsradius der Gelenke ist normal.«

Die Erklärung für die Beschwerden fand der Osteopath unter anderem beim Untersuchen des Schädels. Er schreibt weiter:

»Bei der Schädelpalpation waren alle Bewegungsmuster der linken Hemisphäre völlig eingeschränkt. Das rechte Becken war nach hinten rotiert, und ich fand eine Torsion (Verdrehung) des Kreuzbeins nach links. Bewegungseinschränkungen der Wirbelsäule traten an allen Lendenwirbeln, acht Brustwirbeln und an den untersten und obersten beiden Halswirbeln auf … Röntgenaufnahmen des rechten Knies zeigten leichte degenerative Veränderungen der Kniescheibe und des Wadenbeines.«

Bei der Behandlung dieser komplexen Beschwerden setzte Richard Allen Feely eine Vielzahl von Verfahren ein: indirekte Techniken, Muskel-Energie-Techniken, Thrust-Techniken sowie Strain/Counterstrain-Verfahren (zu den Verfahren siehe Seite 67ff.).

Beim nächsten Termin eine Woche später ging es dem Busfahrer bereits etwas besser. Er stufte seine Schmerzen jetzt mit dem

Wert 6 (von 10) ein. Richard Allen Feely behandelte die Lenden-, Brust-, Kreuzbein- und Beckenregion noch mehrmals. Außerdem gab er seinem Patienten ein Trainingsprogramm für die untere Rückenregion, mit Beugungs- und Streckungs-Übungen sowie Seitwärtsdrehungen, bei denen der Schwerpunkt auf den Lendenwirbeln liegt. Diese Übungen sollte der 50jährige täglich durchführen.

Einige Wochen später waren die Beschwerden bereits sehr stark zurückgegangen. Als letztes behandelte der Osteopath den 5. Lendenwirbel sowie einige Brust- und Halswirbel, die verdreht waren, mit indirekten Techniken, Thrust-Techniken und Artikulationstechniken. Danach hatte der Busfahrer keine Schmerzen mehr und war wieder ohne Einschränkung arbeitsfähig.

Richard Allen Feely, D.O., F.A.A.D.E.P., F.A.A.O., F.C.A., ist in der osteopathischen Lehre und Forschung aktiv. Er ist unter anderem Herausgeber des Buches »Clinical Cranial Osteopathy« und außerordentlicher Professor an der Allgemeinmedizinischen Abteilung für Osteopathische Medizin an der Midwestern University.

Asthma bei Kindern – eine Heilung in kleinen Schritten. »Es war wie ein Wunder«, sagen die Eltern der asthmakranken Jessica über die erste Behandlung in der osteopathischen Kinderklinik in London.*

Die Eltern der kleinen Jessica Barker waren verzweifelt. Bereits im Alter von neun Monaten hatte das Kind seinen ersten lebensbedrohlichen Asthmaanfall und mußte im Krankenhaus behandelt werden. Beim nächsten Anfall ein halbes Jahr später halfen nur noch cortisonhaltige Medikamente. Weitere Anfälle folgten; die starken Medikamente wirkten immer schlechter, und als Neben-

* Leicht gekürzter Bericht aus Osteopathy NOW, The Quarterly Review of the Osteopathic Centre for Children, Ausgabe Nr. 7, Herbst 1995. Autorin: Mary Knapp.

wirkung wurde Jessica immer anfälliger für Infektionen. Dabei hatten die Eltern, die beide Allergiker sind, jede nur mögliche Vorsichtsmaßnahme ergriffen, um das Ausbrechen der Krankheit zu verhindern. Jessica war zum Beispiel bis zu ihrem neunten Lebensmonat gestillt worden.

Sogar ihren zweiten Geburtstag mußte Jessica im Krankenhaus verbringen. Ein Besucher erzählte ihrer Mutter von den erstaunlichen Erfolgen des Kinderosteopathen Stuart Korth. Vicki Barker brachte ihre keuchende, lethargische Tochter in die osteopathische Kinderklinik: »Stuart Korth hielt Jessicas Kopf, ihre Brust, ihre Füße. Am nächsten Tag keuchte sie nicht mehr. Es war wie ein Wunder«, berichtet die Mutter. Damit war Jessica noch lange nicht geheilt, doch die Eltern konnten endlich auf eine Besserung hoffen. Sie beschlossen, die Behandlung fortzusetzen.

»Stuart sagte uns, wir müßten die letzten drei Erkältungen, die Jessica gehabt hatte, aufarbeiten, um das Asthma zu besiegen«, erinnert sich Vicki Barker. »Das bedeutete auch, sie bei dem ersten Tropfen aus der Nase sofort in die Klinik zu bringen.« Genau das geschah wenige Wochen später, als Jessica sich wieder erkältete. Bis die Krise vorüber war, wurde Jessica jeden Tag osteopathisch behandelt. Für den Notfall hatten die Eltern ein Medikament zum Inhalieren und einen Vernebler besorgt. In diesem Winter erkältete Jessica sich regelmäßig: »Das Osteopathie-Zentrum bestimmte zu dieser Zeit mein Leben, ich wohnte quasi dort«, sagt die Mutter. Langsam aber sicher wurden die Asthma-Anfälle weniger ernst. Susie Booth, die Leiterin der Kinderklinik, riet den Eltern, immer ein Asthmamedikament im Haus zu haben und es dem Kind bei Bedarf zu geben. »Bei Kindern werden Medikamente oft überdosiert«, sagt die Ärztin. »Wir gehen nun nicht los und setzten aus Prinzip alle Medikamente ab. Es ist eher die Frage, was in einer bestimmten Situation zu einem bestimmten Zeitpunkt das Richtige für sie ist.«

Bereits seit mehreren Monaten hat Jessica keine Medikamente mehr gebraucht. »Sie ist wie verwandelt«, sagt ihre Mutter, und die

Ärztin Susie Booth bestätigt: »Das Kind ist kaum wiederzuerkennen. Als Jessica das erste Mal zu uns kam, reagierte ihr Immunsystem sehr stark auf die Umgebung und jegliche Infektion. In diesem Jahr hatten wir einen sehr schlechten Sommer mit hoher Umweltverschmutzung, aber Jessica ist gut damit fertig geworden.«

Stuart Korth, D.O., ist der Gründer des Osteopathic Centre for Children in London.

Hexenschuß und Zahnspange. In der Osteopathie ist es wichtig, die Ursache eines Problems nicht nur dort zu suchen, wo es wehtut.

Die 16jährige Suzanne war eines Morgens aufgestanden wie sonst auch. Sie fühlte sich gut – bis zu dem Moment, in dem sie sich bückte, um ihren Rock anzuziehen. Plötzlich fuhr ihr ein Schmerz ins Kreuz, der nicht mehr aufhörte. Damit begann für die 16jährige Schülerin eine Leidensgeschichte, die sich länger als ein Jahr hinzog. Ihre Eltern brachten sie zu verschiedenen Ärzten, doch keiner konnte eine Erklärung für das Problem finden. Was sie auch versuchten – nichts half.

Suzanne bekam Schmerzmittel – die Schmerzen blieben; der Arzt verordnete Krankengymnastik – und es wurde dennoch nicht besser. Suzanne, ein sportliches aktives Mädchen, hörte auf Empfehlung des Arztes sogar mit dem Sport auf – ohne Erfolg. Schließlich sollte Suzanne sich einer Bandscheibenoperation unterziehen. Der Chirurg riet jedoch davon ab, weil sie noch so jung war. Ein Jahr, nachdem die Schmerzen aufgetreten waren, suchte das Mädchen schließlich den Osteopathen Nicholas Handoll auf. Der stand zunächst auch vor einem Rätsel:

»Suzanne hatte so starke Schmerzen im Kreuz, daß sie sich nur vorsichtig bewegte. Sie war verzweifelt und den Tränen nah. Ich untersuchte sie und bat sie, sich nach vorn zu beugen. Sie kam nur etwa halb so weit wie ein normal beweglicher Mensch; die Be-

wegung löste schlimme Schmerzen und eine Verkrampfung der Muskeln aus.
Die üblichen orthopädischen und neurologischen Tests ergaben jedoch keinen Befund. Bei der Untersuchung im Liegen stellte ich fest, daß Suzannes Lendenwirbel gut beweglich waren. Wenn dort eine Bewegungseinschränkung bestanden hatte, war sie offenbar durch die vorherigen Behandlungen aufgelöst worden. Aber warum waren die Schmerzen dann immer noch da?«
Nicholas Handoll untersuchte Suzanne am ganzen Körper – und fand die Ursache ihrer Schmerzen an den beiden Enden der Wirbelsäule, im Schädel und im Kreuzbein:
»Die Hirnhäute waren unbeweglich, und der gesamte kraniosakrale Rhythmus wurde ›zusammengedrückt‹. Das war vor allem an den Wangenknochen spürbar. Diese Bewegungseinschränkung setzte sich fort bis zum anderen Ende der Wirbelsäule und der Hirn- und Rückenmarkshäute, also ins Kreuzbein.
Der Druck auf das Gesicht kam von einer Zahnspange, die Suzanne seit anderthalb Jahren im Oberkiefer trug. Diese Spange wurde, wie es üblich ist, nach und nach fester gezogen. Das war jedoch noch keine ausreichende Erklärung für die Unbeweglichkeit im Kreuzbein.«
Das fehlende Teilchen im Puzzle der Diagnose lieferte Suzanne selbst beim nächsten Termin: Ein halbes Jahr vor dem Anpassen der Zahnspange war sie von einer kleinen Mauer gefallen und auf dem Hinterteil gelandet. Dieser kleine Sturz, den Suzanne lange Zeit ganz vergessen hatte, war die Lösung des Rätsels. Die Behandlung selbst war jetzt relativ einfach für den Osteopathen:
»Nach der ersten Behandlung ging es Suzanne schon viel besser. Nach vier weiteren Behandlungen, verteilt über zwei Monate waren die Schmerzen weg. Ein halbe Jahr später wurde die Zahnspange herausgenommen, und Suzanne bekam wieder leichte Rückenschmerzen. Ich behandelte sie in den folgenden drei Monaten noch fünfmal, und die Schmerzen waren endgültig verschwunden.«

Nicholas Handoll vergleicht die Vorgänge in Suzannes Körper, die zu dem Schmerzen geführt haben, mit den Spannungsverhältnissen in einer Zeltleinwand:
»Wenn man die Halteseile an der einen Seite festzieht, kann die Leinwand an der anderen Seite immer noch flattern, wenn es weht. Wird die andere Seite aber auch noch befestigt, gibt es kein Ausweichen mehr; der Windstoß trifft auf eine fest gespannte Leinwand. In Suzannes Körper hatte sich einer der oberen Lendenwirbel verspannt. Durch die stetige Spannung von oben und unten konnte sich die Verspannung des Wirbels nicht von allein auflösen.«
Die osteopathische Behandlung gibt dem Organismus die Impulse, die er braucht, um einen heilsamen Prozeß selbst in Gang zu setzen. Bis der volle Erfolg spürbar ist, kann einige Zeit vergehen, wie Suzannes Beispiel zeigt. Denn der Organismus muß sich an das wiedererlangte Gleichgewicht der Spannungen erst gewöhnen.

Nicholas Handoll, D.O., hat das Sutherland Cranial College in England gegründet. Er ist als Osteopath in Hereford tätig.

Mandelentzündung: Muskel-Energie-Technik anstatt Antibiotika. Eine Infektion erfolgreich behandeln, nur mit den Händen? Der amerikanische Osteopath Fred L. Mitchell berichtet, wie ihm das zum ersten Mal gelungen ist:
»Zu mir kommen viele Patienten mit exotischen Krankheiten, die eine osteopathische Behandlung als ihre letzte Rettung sehen. Ich könnte also einige spektakuläre Fälle schildern – stattdessen möchte ich jedoch von einer Patientin mit einer ganz gewöhnlichen Mandelentzündung berichten. Sie ist mir besonders in Erinnerung geblieben, weil es mir bei ihr zum ersten Mal gelang, eine Mandelentzündung ausschließlich mit einer osteopathischen manipulativen Behandlung zu therapieren – ganz ohne Antibiotika. 1969 wurde mir in der Ambulanz des Kansas College of Osteopathy and Surgery eine 38jährige Afroamerikanerin vorgestellt.

Sie hatte seit dem Abend zuvor eine akute Halsentzündung mit Schluckbeschwerden und Fieber, jedoch ohne Schüttelfrost. Beim Palpieren fand ich eine leichte Schwellung über dem Schlüsselbein, die Lymphknoten am Hals waren jedoch unauffällig.
Bemerkenswert war, daß die Frau ihre Mandeln noch hatte; den meisten Amerikanern ihrer Generation wurden die Mandeln bereits im Kindesalter als Routineeingriff entfernt. Durch die Entzündung waren die Mandeln meiner Patientin jetzt vergrößert, rot und voll Pusteln. Der kleine noch sichtbare Abschnitt des Rachenraums war ebenfalls gerötet und belegt.
Zu dieser Zeit waren in den medizinischen Fachzeitschriften die ersten warnenden Artikel gegen den wahllosen Gebrauch von Antibiotika erschienen. Die Autoren hatten nachgewiesen, daß einige Bakterienstämme gegen die gängigen Substanzen bereits resistent waren und auf die Behandlung nicht mehr ansprachen. Außerdem hatten manche Patienten als Folge der Behandlung eine Allergie entwickelt. Es gab sogar einige Todesfälle durch unsachgemäßen Gebrauch von Antibiotika: die Kranken hatten von den Medikamenten einen anaphylaktischen Schock erlitten und waren daran gestorben.
Offenbar gehörte ich zu den wenigen Ärzten, die diese Warnungen ernst nahmen. In diesem Fall entschied ich mich trotz der akuten Infektion gegen eine sofortige Behandlung mit Antibiotika. Ich wollte mich ganz auf die osteopathischen Behandlungsverfahren verlassen und mit ihrer Hilfe die Selbstheilungskräfte des Körpers unterstützen, die Infektion zu überwinden.
Das war auch für einen Osteopathen ein Experiment. Ich erklärte der Patientin, was ich vorhatte, und bat um ihr Einverständnis: Ich würde sie jetzt osteopathisch behandeln und am folgenden Tag noch einmal untersuchen. Sollten die Beschwerden dann nicht zurückgegangen sein, würde ich ihr Antibiotika geben. Die Patientin war mit diesem Vorgehen einverstanden.
Bei der körperlichen Untersuchung stellte ich fest, daß der Innenraum des Brustkorbs teilweise blockiert war. Das lag unter ande-

rem an einer Blockierung im Bereich des ersten und zweiten Brustwirbels. Dadurch wurden der Lymphfluß und der Abfluß des venösen Blutes vom Kopf und vom Nacken beeinträchtigt. Ich behandelte diese Einschränkungen mit Hilfe der Muskel-Energie-Technik.

Um das Abfließen des venösen Blutes und der Lymphe anzuregen, behandelte ich unter anderem die Chapman-Reflexpunkte für die Leber, den Thymus, die Milz und die Drüsen. Ich drückte und rieb jeden Punkt einige Sekunden lang. Ich empfahl der Patientin, pro Tag mindestens zwei Liter Wasser zu trinken und tagsüber alle zwei Stunden 500 Milligramm Vitamin C einzunehmen. Insgesamt hatte ich für die Behandlung etwa eine halbe Stunde gebraucht.

Bei der Kontrolluntersuchung am folgenden Tag waren die Mandeln deutlich abgeschwollen und weniger gerötet. Auch im Rachenraum war die Rötung zurückgegangen, und die Patientin sagte mir, von der Halsentzündung sei nichts mehr zu spüren. Das bestätigte sich bei der körperlichen Untersuchung. Ich wies die Patientin an, noch für einige Tage einmal täglich 500 Milligramm Vitamin C einzunehmen und sofort wiederzukommen, falls die Beschwerden wieder schlimmer würden.

Ein paar Monate später kam die Frau wegen eines anderen Gesundheitsproblems noch einmal in die Ambulanz. Von der Halsentzündung hatte sie nach der osteopathischen Behandlung nichts mehr gemerkt.«

Fred L. Mitchell, D.O., F.A.A.O, F.C.A., hat mehrere Fachbücher geschrieben, insbesondere über die Muskel-Energie-Technik.

»» **Rätselhafte Schmerzen in der Schwangerschaft.** Vor allem in den ersten drei Monaten einer Schwangerschaft sind Medikamente unter Umständen gefährlich für das Ungeborene. Die Osteopathie dagegen hilft ohne jedes Risiko. Der amerikanische Osteopath Stefan Hagopian, D.O., hat die Geschichte einer jungen Frau aufgeschrieben, die im zweiten Monat ihrer Schwangerschaft zu ihm kam. Wie schon bei ihren früheren Schwangerschaften hatte sie bereits zu diesem frühen Zeitpunkt Kreuzschmerzen; hinzu kamen Nackenschmerzen, ein Taubheitsgefühl in den Armen und Händen; gelegentlich hatte sie auch Ischiasbeschwerden. Abgesehen davon verlief die Schwangerschaft völlig normal. Bei der körperlichen Untersuchung stellte der Osteopath unter anderem fest:

»Der zweite und dritte Nackenwirbel waren nach links verdreht und nach rechts geneigt. Der vierte Nackenwirbel war nach rechts gedreht und nach rechts geneigt. Auf der rechten Körperseite waren die erste sowie die vierte und fünfte Rippe beim Ausatmen in ihrer Beweglichkeit eingeschränkt. Ihr Kreuzbein wies eine Linksdrehung auf, das rechte Bein schien etwas über einen Zentimeter kürzer zu sein als das linke … Hinzu kam auf beiden Seiten ein Karpaltunnelsyndrom.*

Ich behandelte zunächst das Kreuzbein und die Beckenregion mit Thrust-Techniken und Muskel-Energie-Techniken. Wir vereinbarten acht Termine jeweils im Abstand einer Woche. Ich verschrieb der Patientin eine Einlage für das verkürzte rechte Bein und empfahl ihr Übungen zum Ausgleichen der Spannungen in der Beckenregion. Später behandelte ich den Beckenboden mit direkten und indirekten Techniken der myofaszialen Entspannung. Nach vier Wochen war die Einlage nicht mehr nötig, und die Schmerzen gingen zurück.«

* Taubheitsgefühl, Prickeln und Schmerzen im Daumen sowie im Zeige- und Mittelfinger als Folge von übermäßigem Druck auf die Nerven im Handgelenk.

Die Schwangerschaft ist ein Ausnahmezustand für den gesamten Organismus: »Durch die hormonelle Umstellung und die Veränderungen der Körperflüssigkeiten und Gewebe können chronische Dysfunktionen zutage treten, die sonst nicht spürbar sind,« schreibt Stefan Hagopian.
So erklärt sich, daß bei der jungen Frau in jeder Schwangerschaft exakt dieselben Beschwerden auftraten, von denen die meisten mit der Schwangerschaft selbst nichts zu tun hatten. Durch die osteopathische Behandlung wurden die eigentlichen Störungen aufgelöst.

Stefan Hagopian, D.O., ist Osteopath in Santa Monica/CA, USA.

Kraniosakrale Behandlung einer Sehschwäche. Jacklyn Krieg, Osteopathin in der Schweiz, beschreibt, wie eine osteopathische Behandlung die Korrektur einer Sehschwäche bei Kindern unterstützen kann:
»Die Mutter der fünfjährigen Miriam hatte mich gebeten, bei dem Kind eine ›Kontrolluntersuchung‹ vorzunehmen; das Kind habe keine Beschwerden.
Mir fiel auf, daß Miriam eine Brille trug; das rechte Auge war mit einer Klappe verdeckt. Das Kind hatte die Brille vor einer Woche bekommen und sollte sie insgesamt vier Monate lang tragen. Aus dem Untersuchungsbericht des Augenarztes ging hervor, daß Miriam auf dem linken Auge leicht schielte. Außerdem hatte der Arzt eine Amblyopie (verringerte Sehschärfe ohne erkennbare organische Schädigung) festgestellt. Die Sehkraft auf diesem Auge betrug nur 30 Prozent. Wie es in solchen Fällen üblich ist, hatte der Augenarzt eine spezielle Brille verordnet, bei der das normalsichtige Auge mit einer Klappe verdeckt wird. Durch das einäugige Sehen mit dem fehlsichtigen Auge bessert sich dessen Sehkraft mit der Zeit.
Abgesehen von der Sehschwäche war Miriam rundum gesund; Schwangerschaft und Entbindung waren problemlos verlaufen;

das Kind hatte keine schweren Krankheiten, Verletzungen oder Operationen hinter sich.
Bei der osteopathischen Untersuchung stellte ich unter anderem eine Torsion (Verdrehung) der Schädelbasis fest. Der gesamte Schädel war im Zustand der übermäßigen Extension (etwa »Überstreckung«). Miriam hatte einen leichten Fehlbiß; auf der Höhe der Halswirbel und des Kreuzbeines lag eine Fixierung vor. Beim Einatmen war auch die Beweglichkeit der fünften und sechsten Rippe eingeschränkt.
Ich behandelte die lokalen Störungen unter anderem mit Muskel-Energie-Techniken. Eine umfassende Behandlung mit verschiedenen Techniken führte dazu, daß die übermäßigen Extensionen im kraniosakralen System zurückgingen.
Drei Tage später rief Miriams Mutter mich an: Das Kind könne nicht mehr durchschlafen. Ich riet ihr, die Klappe vom linken Auge zu entfernen und drei Tagen abzuwarten. Am dritten Tag meldete sich die Mutter wie verabredet: Miriam konnte jetzt wieder normal schlafen.
Ich empfahl ihr, mit dem Kind noch einmal zum Augenarzt zu gehen. Dort ergab die Untersuchung: Die Sehkraft des ›schwachen‹ Auges hatte sich auf das Doppelte erhöht und betrug jetzt 60 Prozent.«
Das war zugleich die Erklärung für die Schlafstörungen des Kindes: Die osteopathische Behandlung hatte die Normalisierung der Sehkraft in Gang gesetzt; durch die – an sich sinnvolle – Augenklappe wurde dieser Prozeß jetzt gestört. Jacklyn Krieg schreibt weiter:
»Anstelle der Augenklappe verschrieb der Arzt jetzt einen Filter, der das gesunde Auge nur teilweise verdeckte. Bei der osteopathischen Kontrolluntersuchung drei Wochen später stellte ich fest, daß die übermäßigen Extensionen im kraniosakralen Bereich inzwischen ganz verschwunden waren.«

Jacklyn Krieg ist Osteopathin in La Tour de Treme, Schweiz.

Mit Osteopathie und Atemübungen gegen Asthma und Kopfschmerzen. Manchmal können spezielle Übungen die heilsame Wirkung der Behandlung unterstützen. Der amerikanische Osteopath John C. Glover schildert ein Beispiel:

»Die 23jährige Christine klagte über häufige Kopfschmerzen, die vor etwa zwei Monaten zum ersten Mal aufgetreten waren. Sie begannen immer am Hinterkopf, bewegten sich dann zum Schädeldach und breiteten sich von dort aus über den gesamten Kopf aus. Schmerzmittel aus der Apotheke brachten lediglich etwas Erleichterung. Gleichzeitig mit dem Auftreten der Kopfschmerzen hatte sich Christines Asthma verschlimmert; die Anfälle waren häufiger geworden.

Ich befragte Christine eingehend nach Stürzen und Verletzungen in dieser Zeit. Sie berichtete, daß sie kurz bevor die Kopfschmerzen begannen, auf einem nassen gefliesten Fußboden ausgerutscht war und den Sturz gerade noch abfangen konnte.

Die osteopathische strukturelle Untersuchung ergab mehrere funktionsgestörte Bereiche. So war zum Beispiel der obere Rücken abgeflacht, die Höhen der Darmbeinkämme und die Beinlängen waren ungleich, das Zwerchfell bewegte sich nicht symmetrisch und die Spannung der Muskeln seitlich der Wirbelsäule in der Hals-, Brust- und Lendenregion war erhöht.

Ich behandelte zunächst die Muskeln und Faszien, an denen ich Bewegungseinschränkungen festgestellt hatte. Im weiteren Verlauf der Behandlung wendete ich unter anderem die Strain/Counterstrain-Technik an und gab dem Zwerchfell unterstützende Impulse, um seine Beweglichkeit zu verbessern. Das war wichtig für die Linderung der asthmatischen Beschwerden. Ich empfahl Christine, in den nächsten Tagen jede extreme Bewegung zu vermeiden und möglichst langsam und tief zu atmen.

Beim nächsten Termin eine Woche später erzählte sie, daß sie nur einmal Kopfschmerzen gehabt hatte und kein Asthmaanfall aufgetreten war. Sie bekam besser Luft und hatte das Gefühl, sich

leichter bewegen zu können als in den ganzen Jahren zuvor. Die Untersuchung ergab, daß im Bereich der Hals- und der Brustwirbelsäule immer noch Funktionsstörungen vorhanden waren. Ich behandelte diese Bereiche und zeigte Christine einige Dehnungs- und Bewegungsübungen, die sie zusammen mit ihren Atemübungen täglich ausführen sollte. Diese Übungen waren wichtig, damit der Organismus die Störungen selbst beseitigen konnte. Meine Behandlung sollte lediglich einen Anstoß dazu geben.
Als Christine zwei Wochen später zur dritten Behandlung kam, war sie frei von Kopfschmerzen und hatte nur einen sehr leichten Asthmaanfall gehabt. Ich vereinbarte mit ihr, daß sie mit den Übungen weitermachen und immer dann wiederkommen sollte, wenn Probleme auftreten. Heute behandle ich Christine in Abständen von einem bis sechs Monaten – je nachdem, wann ihre Asthmaanfälle auftreten. Sie macht weiter ihre Übungen und hat sehr selten Kopfschmerzen.«

John C. Glover, D.O., ist Leiter der Sektion Osteopathische Manipulative Medizin der Fakultät für Osteopathische Medizin an der Oklahoma State Universität. Er lehrt außerdem am Tulsa Regional Medical Center und hat ein Handbuch über die Strain/Counterstrain-Technik geschrieben.

» **Komplizierte Störungen an Körper und Seele.** Finden, in Ordnung bringen, in Ruhe lassen? Diese alte Maxime der Osteopathie klingt so schön einfach – die Praxis ist schwieriger. Was tun mit einem Menschen, der an kaum einem Körperteil ganz gesund ist und zusätzlich seelische Probleme hat? An solchen Fällen können Ärzte und auch Osteopathen leicht verzweifeln.
Da kommt ein Mensch, der bereits eine jahrelange Odyssee durch Arztpraxen und Krankenhäuser hinter sich hat – und setzt auf sein Gegenüber die letzte Hoffnung, vielleicht doch noch gesund zu

werden oder zumindest wieder am normalen Leben teilnehmen zu können. Dieses Ziel zu erreichen, braucht Zeit. Der amerikanische Osteopath Thomas Schulz, D.O., hat für dieses Buch das Protokoll einer solchen Behandlung in Stichworten notiert. Einige erklärende Passagen haben wir nachträglich eingefügt.

»Frau W., eine 42jährige Malerin, war von ihrer Psychologin und ihrem Krankengymnasten zu uns geschickt worden. Seit einem Jahr hatte sie Schmerzen im rechten Handgelenk und konnte aus diesem Grund nicht mehr schreiben. Hinzu kamen Rückenschmerzen und Schmerzen in den Füßen. Seit 13 Jahren hatte sie Depressionen, die sich bis zu Selbstmordversuchen steigerten; zeitweise litt sie auch unter Angstanfällen und Eßstörungen. Sie war in Psychotherapie und bekam außerdem Medikamente gegen ihre Depressionen. Viele der gängigen Antidepressiva vertrug sie inzwischen nicht mehr. Allein aus diesem Grund mußte also eine wirksame Alternative zu den Medikamenten gefunden werden.«

Eine naheliegende Vermutung, daß die aktuelle private und berufliche Situation von Frau W. die Probleme ausgelöst oder verschlimmert hatte, schied aus. Frau W. lebte seit Jahren in einer harmonischen Beziehung mit einer anderen Frau. Auch in ihrem Beruf als Dozentin für Malerei an einem College war sie zufrieden. Über Ereignisse in ihrer Biographie, die diese massiven seelischen Probleme zumindest teilweise hätten erklären können, hat Frau W. dem Osteopathen nichts berichtet.

In den USA ist die Osteopathie seit langem anerkannt. Nicht nur für Ärzte, sondern auch für Psychologen und Psychiater ist es ganz selbstverständlich, ihren Patienten ergänzend zur schulmedizinischen Behandlung oder Psychotherapie, die sie selbst durchführen, eine osteopathische Behandlung zu verordnen.

»Die Krankengeschichte von Frau W. war viele Seiten lang. Sie hatte mehrere Operationen hinter sich, darunter die Entfernung der Gebärmutter. Bei zwei Motorradunfällen hatte sie jeweils ein Schleudertrauma erlitten; zurückgeblieben waren Nacken- und

Rückenschmerzen. Bei einem Sturz vom Pferd hatte sie sich im Gesicht und an den Händen verletzt.
Appetitlosigkeit, Schlafstörungen, Verdauungsprobleme und Migräneanfälle – das ist nur ein Teil der Beschwerden, über die Frau W. klagte, als sie zu ihrem aktuellen Befinden befragt wurde. Die körperliche Untersuchung nach den Prinzipien der Osteopathie ergab als wichtigste Befunde Bewegungseinschränkungen im Kopf- und Nackenbereich sowie an den Rippen des Brustbeins und eine Verschiebung des Gleichgewichts im Bereich des Kreuzbeins und der Hüfte.
Solche massiven Störungen können nicht alle auf einmal behandelt werden. Wir mußten uns also ein Problem nach dem anderen vornehmen. Gemeinsam mit Frau W. entschieden wir, zunächst die Störung in der rechten Hand zu behandeln und mit einer unterstützenden Behandlung der Depressionen zu beginnen. Wir vereinbarten für diese erste Behandlungsphase vier Termine pro Woche.
Die Behandlung selbst bestand darin, die Bewegungseinschränkungen der Membranen und Bänder im Bereich des Schädels und in der Umgebung zu lösen. Mit Hilfe verschiedener Techniken versuchten wir außerdem, das Gleichgewicht der Körperfunktionen wieder herzustellen.
Eine Viertelstunde nach der ersten Behandlung bekam die Patientin plötzlich starken Hunger. An demselben Tag hatte sie dann noch zwei regelrechte ›Freßanfälle‹. Noch nie in ihrem Leben hätte sie solchen Hunger verspürt, berichtete sie uns später. Sie hatte aber nach wie vor Schmerzen in der rechten Handfläche, im Rücken und im Kreuzbein.
Insgesamt hat sich die Behandlung über etwas mehr als ein Jahr hingezogen. Der Appetit normalisierte sich ziemlich schnell, und nach einigen Behandlungen konnte Frau W. wieder besser schlafen. Ab der sechsten Behandlung, kurz vor ihrem Sommerurlaub, senkte sie zum ersten Mal nach zwölfeinhalb Jahren die Dosis ihrer Psychopharmaka. Der Psychiater, der ihr diese Medikamente

verordnete, war, wie er sagte, ›ziemlich verblüfft‹ über die prompte Wirkung unserer Behandlung.
Nach ihrem Urlaub berichtete uns Frau W., ihre Stimmung und ihr Appetit seien zur Zeit ›ausgesprochen gut‹; sie habe in den letzten Wochen keine Selbstmordgedanken mehr gehabt. Auch die Schmerzen im Rücken und in den Füßen seien zurückgegangen. Wir haben Frau W. dann noch sieben Monate lang behandelt; sie kam alle vier Wochen. Einige Male wurden die Schmerzen wieder schlimmer, und es kam auch vor, daß Frau W. sich eine Zeitlang wieder seelisch angegriffen und labil fühlte. Solche Rückfälle traten immer dann auf, wenn sie die Dosis ihrer Medikamente weiter herabsetzte oder ein anderes, leichteres Präparat verordnet bekam. Insgesamt jedoch ging es ihr stetig besser.
Ein knappes Jahr nach Beginn der Behandlung hat Frau W. nach langer Zeit wieder ein Bild gemalt. Einige Wochen später konnte sie alle Psychopharmaka absetzen. Bei unserem vorerst letzten Behandlungstermin berichtete sie uns, daß sie fünf Monate unbezahlten Urlaub genommen hatte, um mit ihrer Lebensgefährtin zu verreisen. Gelegentlich hat sie noch Schmerzen in der rechten Hand, wenn sie schreibt oder am Computer arbeitet. Nach wie vor ist sie wegen einer Persönlichkeitsstörung in therapeutischer Behandlung. Die Depressionen und die gefährlichen Sebstmordgedanken sind jedoch verschwunden.«

Thomas Schulz, D.O., ist Osteopath in Santa Monica/CA, USA.

»Ein Sack voll Knochen« – Andrew Taylor Still und die Anfänge der Osteopathie

Das Leben und der Werdegang von Andrew Taylor Still sind ausführlich beschrieben worden. Er selbst hat einige Bücher veröffentlicht; mit 70 schrieb er seine Autobiographie. Zwar hat er darin einige Lebensabschnitte ausgespart; dafür schildert er umso ausführlicher, wie er die Osteopathie entwickelt und bekannt gemacht hat.

Bereits zu Stills Lebzeiten wurde alles, was mit ihm selbst, seiner Familie und seiner Arbeit zu tun hatte, gesammelt und archiviert: Fotos, Geburtsurkunden sowie Tagebücher der zahlreichen Familienmitglieder, Visitenkarten, Zeitungsartikel. Romanautoren hätten genügend Stoff, etwa für eine Familiensaga, die in der Zeit um den amerikanischen Bürgerkriegs spielt. Und die Forscher späterer Generationen, die den Werdegang des eigenwilligen, lange verkannten Philosophen, Forschers und Arztes dokumentierten, hatten reichlich Material.

Andrew Taylor Still wurde 1828 in Holston/Tennessee als drittes von neun Kindern geboren. Seine Eltern, Abraham und Martha, waren Methodisten; der Vater hatte einen Namen als Wanderprediger und Missionar. Andrew hat sich später vom Methodismus abgewendet, blieb jedoch religiös. Diese Lebenseinstellung ist in seine Lehre eingegangen. Zu den Grundsätzen des Methodismus, wie die Still-Familie ihn praktizierte, gehörte unter anderem die Gleichberechtigung aller Menschen – und damit die Ableh-

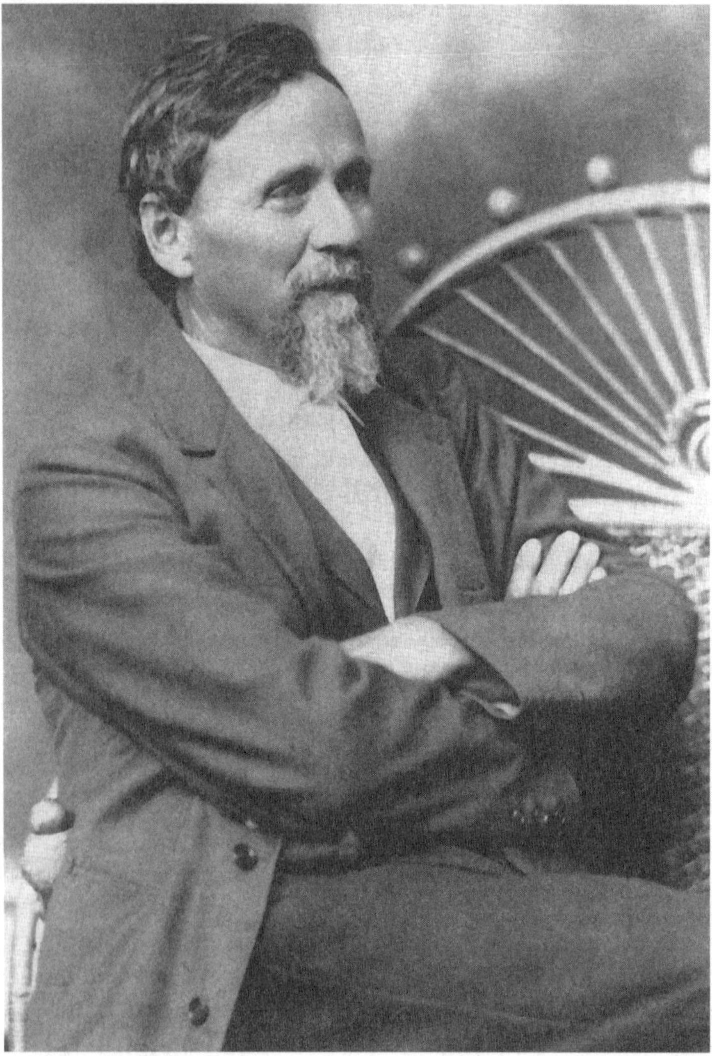

Andrew Taylor Still

Abb. 12

nung der Sklaverei – und das Recht auf Bildung auch für Frauen. Der Mensch und sein Körper galten als perfekte Schöpfung Gottes. Ein Arzt mußte sich hüten, Gottes Werk zu »verpfuschen«.

Manche Methodistenprediger waren zugleich als Ärzte tätig. So auch Abraham Still, von dem Andrew die damals übliche ärztliche Kunst erlernte. Damit allerdings war es nicht weit her. Ein paar Grundkenntnisse in Anatomie und Geburtshilfe, Hausmittel und ein bißchen Pflanzenmedizin, zum Teil von indianischen Heilern abgeschaut – das bekam Andrew als Grundausbildung mit auf den Weg.

Anatomie im Selbststudium: Warum Andrew Still zum Grabräuber wurde

Seine ersten medizinischen Erfahrungen sammelte Andrew bereits als Kind. Als er neun war, zog die Familie nach Missouri. Andrew wurde zum leidenschaftlichen Jäger – und seine Beute zum Objekt seiner wissenschaftlichen Neugier:

» **Bevor ich auch nur ein Anatomiebuch gelesen habe, wußte ich schon fast alles aus dem großen Buch der Natur.** Beim Abziehen der Eichhörnchen, die ich erlegte, lernte ich Muskeln, Nerven und Blutgefäße kennen. Ich studierte die Knochen, dieses große Fundament (unseres Körpers), des wunderbaren Hauses, in dem wir leben – und das lange, bevor ich ihre trockenen wissenschaftlichen Namen kannte.[8]

Diese Schilderung stammt aus der Autobiographie, die Andrew Taylor Still mit knapp 70 Jahren veröffentlichte. Darin beschreibt der »alte Doktor« auch seine erste »osteopathische Entdeckung« im Alter von gerade einmal zehn Jahren: Er hatte ein Tau an einen Baum geknüpft, um zu schaukeln, mußte aber gleich wieder aufhören, weil er Kopfweh hatte. Doch er wußte sich zu helfen:

» **Ich ließ das Seil herunter,** bis es etwa 25 oder 30 Zentimeter über dem Boden hing. Dann warf ich das Ende eines Leintuchs darüber, streckte mich auf dem Boden aus und legte den Nacken auf das Seil, das mir so als bewegliches Kissen diente. Bald fühlte ich mich wieder besser, ging eine Weile schlafen – und das Kopfweh war weg.[9]

Andrew merkte sich das Rezept und wendete es seitdem regelmäßig an. Später, als junger Arzt, beschäftigte er sich systematisch mit dem menschlichen Bewegungsapparat. Als Anschauungsmaterial benutzte er Gebeine, die er aus verlassenen Indianergräbern geraubt hatte – »zum Wohl der Wissenschaft«, wie Still später in seinen Memoiren schreibt.[10] In seinen Jackentaschen trug er immer ein Sortiment von Knochen herum. Im Gehen wendete er sie hin und her und befühlte sie immer wieder – bis er selbst die kleinsten Finger- oder Zehenknöchelchen blind ertasten konnte.

Schließlich kannte Andrew Still den Knochenbau des Menschen bis ins letzte Detail. Beim Untersuchen seiner Patienten lernte er, wie auch geringfügige Veränderungen an Knochen, Gelenken oder Muskeln den gesamten Organismus beeinflussen und wie der Körper sein inneres Gleichgewicht wieder herstellt. Krankheit entsteht, so die Erkenntnis Andrew Stills, wenn Gefäße oder Nerven komprimiert werden und das körpereigene Regulationssystem überlastet ist, so daß es schließlich versagt.

So entstand allmählich das Gedankengebäude einer »neuen« Medizin. Von diesem Ziel war Andrew Still geradezu besessen. Denn er hatte auf tragische Weise erfahren müssen, daß die Heilkunst seiner Zeit im Ernstfall allzu oft nicht helfen konnte. Sechs seiner insgesamt zwölf Kinder und seine erste Frau starben an Hirnhautentzündung oder anderen Infektionskrankheiten.

Die Ärzte hatten solchen Krankheiten so gut wie nichts entgegenzusetzen. Selbst die einfachsten Regeln der Hygiene waren unbekannt. »Behandelt« wurde unter anderem mit Whisky, Rum, Opium oder Kokain; die Verfechter der »heroischen Medizin« traktierten ihre Patienten mit Aderlässen, Brechmitteln und Quecksilber. So waren viele Ärzte gefährlicher als die Krankheiten, die sie eigentlich bekämpfen sollten. Als Militärarzt im amerikanischen Bürgerkrieg (1861 bis 1865) beobachtete Andrew Taylor Still: »Überall dort in Kansas und Missouri, wo Ärzte nicht zugelassen waren, blieben die Kinder am Leben.«[11]

Mit der Zeit verloren die Menschen das Vertrauen in die übliche »Schulmedizin« und wandten sich alternativen Heilkünsten oder Religionen zu. Traditionelle »Knochenrichter«, »Magnetheiler« und spiritistische Prediger waren für viele Kranke die letzte Hoffnung.

Ein schwieriger Anfang: Andrew Still als »Magnetheiler« auf der Wanderschaft

Andrew Still kam also gerade richtig mit seiner neuen Heilkunst. Doch zunächst verstand kaum jemand seine Botschaft von der Bedeutung der Knochen, Gelenke und Muskeln und ihrer engen Beziehung zu den körpereigenen Abwehrkräften. Wenn er in Dorfkneipen und Gemeindehäusern seinen Sack voll Knochen ausschüttete und Vorträge hielt, wurde er ausgelacht und als Quacksalber beschimpft. Er ließ sich jedoch nicht entmutigen und zog immer weiter, ein unermüdlicher Missionar wie schon sein Vater. Nur, daß nicht das Evangelium seine Lehre war, sondern die Osteopathie. Nach seinen Vorträgen führte er kostenlose Behandlungen durch und hatte danach immer einige dankbare Anhänger mehr.

Die Ärzte allerdings haßten den neuen Konkurrenten. Viele werden wohl geahnt haben, daß sie ihm fachlich weit unterlegen waren. Denn der Titel eines Arztes bedeutete damals in den USA nicht viel. Für die Zulassung genügte bereits das Diplom irgendeiner fragwürdigen, teuren Privatschule. Auch Andrew Still hat für kurze Zeit ein solches Institut besucht. Als er jedoch feststellte, daß die Ausbildung nichts taugte, brach er sie wieder ab und studierte stattdessen in den sechziger Jahren des 19. Jahrhunderts am Kansas College of Medicine and Surgery.

Unklar ist, ob Andrew Still dieses oder ein anderes Medizinstudium auch abgeschlossen hat. Eine Praxis als Arzt hat er jedenfalls nie eröffnet. Statt sich niederzulassen und endlich gutes Geld zu verdienen, zog er weiter umher und warb für die Osteopathie. Seine Eltern und Geschwister, zu denen er immer ein sehr enges Verhältnis gehabt hatte, wollten schließlich nichts mehr von dem »Verrückten« wissen. Nur seine zweite Frau und seine inzwischen fast erwachsenen Söhne hielten zu ihm. Hinzu kam eine ständig wachsende Zahl dankbarer ehemaliger Patienten, die er – oft mit nur einer Behandlung – von ihrem Leiden befreit hatte.

Als »Geburtsstunde der Osteopathie« bezeichnete Andrew Still später den 22. Juli 1874. »Wie ein gleißender Sonnenstrahl« sei die Entdeckung einer neuen Wissenschaft über ihn gekommen. Er gab ihr den Namen Osteopathie, obwohl er wußte, daß damit Mißverständnisse geradezu programmiert waren. In seiner Biographie schreibt er:

» **Man sieht ins medizinische Wörterbuch und findet die Definition »Knochenkrankheit«. Ein schwerer Fehler.** »Osteopathie ist aus zwei (griechischen) Wörtern zusammengesetzt, »osteo-« für »Knochen-« und »pathos« oder »pathine« für »Leiden«. Ich dachte mir, »osteo-«, der Knochen war der Ausgangspunkt, von dem aus ich die Ursache pathologischer Zustände feststellte. Deshalb kombinierte ich »osteo-« und »pathine« und bekam als Ergebnis »Osteopathie«.[12]

1990 hat die Amerikanische Osteopathische Gesellschaft (mehr über sie später in diesem Kapitel) die Bezeichnung »Osteopathische Medizin« eingeführt. Der alte und der neue Begriff werden gleichbedeutend verwendet; wir haben uns für »Osteopathie« entschieden.

Geburtsort der Osteopathie ist das unscheinbare Städtchen Kirksville in Missouri. Dort eröffnete Andrew Still 1875 seine erste Praxis – als »Magnetheiler«. Zwar wurde er von den alteingesessenen Ärzten und sogar in der Zeitung als Scharlatan beschimpft, doch die Patienten kamen dennoch in Scharen. Viele waren noch nie zuvor so gründlich befragt und untersucht worden. Und viele erlebten zum ersten Mal, daß es ihnen nach einer medizinischen Behandlung besser ging.

Bei der Diagnose und Behandlung wandte Still die osteopathischen Verfahren an, wie sie bis heute gelehrt werden: Mit behutsamen Handgriffen löste er blockierte Gelenke und lockerte verhärtetes Gewebe. So konnten Blut und Lymphflüssigkeit wieder frei zirkulieren, und das Nervensystem wurde wieder normal versorgt. Stills Behandlungen halfen nicht nur gegen Hexenschuß,

Eisiger Empfang

»Von allen Orten auf der Erde oder in der Luft, oben oder unten, wo auch immer Sterbliche leben oder jemals leben werden, ist Kirksville mit Sicherheit der geeignetste für schamlosen Humbug erster Klasse. Laß einen Quacksalber kommen und nur ein paar Plakate aufhängen, und schon werden die alten bewährten Ärzte links liegen gelassen, er füllt seine Taschen und macht die Patienten kränker, als sie vorher waren. Man glaubt wieder an Geschichten von Geistern und Hexen – und Logik, Wissenschaft, die Bibel oder was sonst der gesunde Menschenverstand vielleicht diktiert, zählt plötzlich nicht mehr.«

Aus dem Artikel »Eine Stadt für Humbug«, veröffentlicht am 6. Februar 1875 in »The Tattler« (»Der Plauderer«), der Tageszeitung von Kirksville. Mit dem »Quacksalber« ist Andrew Taylor Still gemeint, der in seiner neuen Heimatstadt durch vermeintliche Wunderheilungen Furore machte.[13]

Arthrose und andere »orthopädische« Probleme, sondern auch bei Virus- und Infektionskrankheiten wie Asthma oder Grippe. Medikamente lehnte Still grundsätzlich ab, ein Prinzip, das in der heutigen Osteopathie in dieser strikten Form nicht mehr gilt.

Vielen Kranken ging es bereits nach einer einzigen Behandlung deutlich besser, und sie wurden ohne weitere medizinische Hilfe wieder gesund. Für Andrew Taylor Still war das nicht einmal erstaunlich: »Find it, fix it and let it alone« (»Finde es, bring es in Ordnung und laß es in Ruhe«) war eine der Maximen, die er später seinen Schülern beibrachte. Still war davon überzeugt, daß es körpereigene Selbstheilungskräfte gibt, die viele Störungen unbemerkt regulieren. Schaffen sie das nicht, genügt oft ein kleiner Reiz von außen – zum Beispiel durch eine osteopathische Behandlung – um die internen Regulationsmechanismen wieder in Schwung zu bringen. Die Beschwerden klingen dann wie von selbst wieder ab. Diese Thesen Stills wurden später auch durch die Erkenntnisse der modernen Immunologie bestätigt; das ist der Zweig der Medizin, der sich mit den körpereigenen Abwehrkräften beschäftigt.

Eine Institution entsteht: Die Gründung der American School of Osteopathy

Die Kranken – inzwischen kamen sie von weither angereist – waren auch ohne wissenschaftliche Nachweise überzeugt von Stills Können. Bald hatte er den Ruf eines Wunderheilers, die kleine Praxis platzte aus allen Nähten, und immer wieder fragten frühere Patienten, die auch Osteopathen werden wollten, ob sie bei ihm in die Lehre gehen könnten.

Nach einem halben Leben des Lernens, Forschens und der zähen Überzeugungsarbeit – Still war inzwischen um die 60 – kam endlich die Anerkennung. Der verrückte Doktor, der mit einem Sack voll Knochen über die Dörfer gezogen war und unter lautem

Was die ersten Studenten lernen mußten

»Das Studium erstreckt sich über einen Zeitraum von zwei Jahren und ist unterteilt in vier Kurse von jeweils fünf Monaten Dauer.

Der erste Kurs ist der beschreibenden Anatomie gewidmet. Dazu gehören Osteologie, Syndesmologie und Myologie; Vorlesungen über Histologie, illustriert durch ein Mikroskop; die Prinzipien der allgemeinen anorganischen Chemie, der Physik und der Toxikologie.

Der zweite Kurs umfaßt deskriptive und rationale Anatomie mit Demonstrationen; Lehrveranstaltungen und Laborarbeit in Histologie; Physiologie und physiologische Demonstrationen; Physiologische Chemie und Urinanalyse; Prinzipien der Osteopathie, klinische Demonstrationen in Osteopathie.

Der dritte Kurs beinhaltet Demonstrationen in regionaler Anatomie; Physiologie und physiologische Demonstrationen; Vorlesungen in Pathologie illustriert durch das Mikroskop, Symptomatologie, Bakteriologie, physiologische Psychologie, klinische Demonstrationen in Osteopathie; osteopathische Diagnose und Therapie.

Der vierte Kurs beinhaltet Symptomatologie, Chirurgie; Lehrveranstaltungen und Laborarbeit in Pathologie, Psychopathologie und Psychotherapie; Gynäkologie; Geburtshilfe; Hygiene und Gesundheitserziehung; Geschlechtskrankheiten; Medizinrecht; Ernährungslehre, klinische Demonstrationen; Osteopathie und Chirurgie.«

Lehrplan der American School of Osteopathy, Kirksville, 1899/1900

Gelächter eine neue Medizin gepredigt hatte, wurde auf einmal zur Institution.

1892 gründete Andrew T. Still an seinem neuen Heimatort Kirksville die American School of Osteopathy, die heute Kirksville College of Osteopathic Medicine heißt. Die erste Klasse bestand aus elf Schülern, darunter Stills drei Söhne, seine Tochter und vier weitere Frauen. Still war ein erklärter Gegner der damals üblichen Diskriminierung von Farbigen und Frauen. An der American School of Osteopathy und am Andrew-Taylor-Still-Krankenhaus, das drei Jahre später eröffnet wurde, arbeiteten von Anfang an auch Ärztinnen und Dozentinnen. Zur Einweihungsfeier des Krankenhauses hatte der Gründer ausdrücklich auch Farbige eingeladen, und in seiner Rede betonte er die Bedeutung der traditionellen Pflanzenmedizin, die von den Nachkommen der schwarzen Sklaven zu seiner Zeit noch praktiziert wurde.

Neue Impulse: William Garner Sutherland und seine Forschungen

Stills Schule vergrößerte sich – zumindest für damalige Verhältnisse – rasend schnell. 1896 war die Studentenzahl auf 102 angestiegen, im Jahr 1900 waren bereits 700 Frauen und Männer eingeschrieben. Als der »alte Doktor« 1917 mit 89 Jahren starb, war »Osteopath« schon fast ein Modeberuf. Manche gaben eine gesicherte Existenz auf, um in Kirksville zu studieren. So zum Beispiel William G. Sutherland, ein Mann, dessen Lebenswerk heute jeder Osteopath kennt. Sutherland, geboren 1873, arbeitete zunächst als Journalist und kam mit 25 zum Studium der Osteopathie nach Kirksville. 1900 legte er sein Examen ab.

Mit seiner Forschungsarbeit gab Sutherland der Osteopathie viele neue Impulse. Seine wichtigste Leistung ist jedoch die Entwicklung des kraniosakralen Bereichs der Osteopathie und die weitere Differenzierung eines Wirkungsprinzips, das er den »Atem

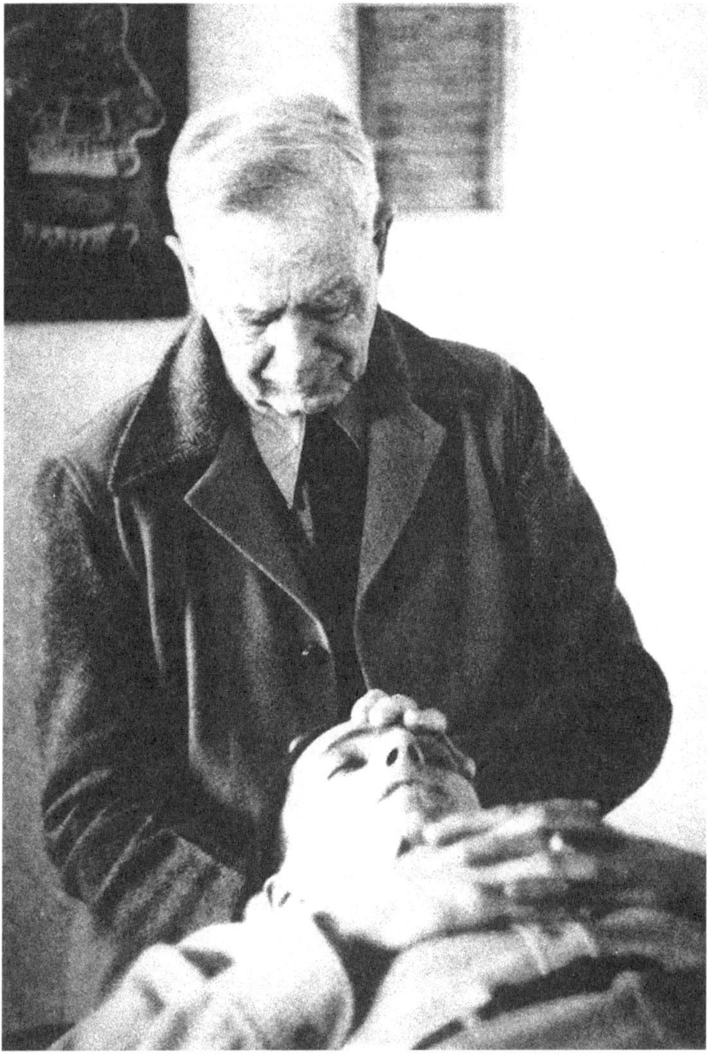

William Garner Sutherland

Abb. 13

des Lebens« nannte. Bereits als Student, 1899, machte Sutherland eine bahnbrechende Entdekkung: Beim Untersuchen eines zerlegten Totenschädels, der seinem Lehrer Andrew T. Still gehörte, fielen ihm eigentümlich geformte Verbindungsflächen auf. Sie waren »gekantet, wie die Kiemen eines Fisches«, erinnerte er sich später. Für Sutherland war das ein Hinweis »auf die gelenkige Beweglichkeit eines Atemmechanismus«. Das allerdings widersprach der bis heute gültigen Lehrmeinung, daß die Schädelnähte verknöchern und daher unbeweglich sind. Deshalb verfolgte Sutherland seine Entdeckung zunächst nicht weiter und griff sie erst Jahre später wieder auf.

Durch Tastuntersuchungen an seinem eigenen Schädel, an den Köpfen seiner Patienten und an Totenschädeln fand Sutherland heraus, daß der menschliche Schädel in regelmäßigen Abständen seinen Umfang verändert, und zwar unabhängig vom Herz- und Atemrhythmus (siehe auch Abb. 10, Seite 92).

Die Grundlage dieser primären Respiration ist bis heute nicht vollständig geklärt. Wahrscheinlich ist, daß die Eigenbewegungen des Gehirns an seiner Entstehung beteiligt sind, ebenso wie die Fluktuationen der Hirn- und Rückenmarksflüssigkeit. Hinzu kommt eine minimale Beweglichkeit der Schädelknochen, der Hirnhäute und des Kreuzbeins. Überall im Körper gibt es bewegliche Verknüpfungen. Deshalb heißt ein wichtiger Lehrsatz der Osteopathie »Leben ist Bewegung«.

Aus diesen Beobachtungen folgerte Sutherland, daß Verschiebungen der Schädelknochen und Druck auf den Schädel das Gleichgewicht im Organismus beeinflussen und damit langfristig Gesundheitsstörungen auslösen können. Um diese These zu belegen, führte Sutherland Selbstversuche durch: Er konstruierte einen Helm, mit dem er an bestimmten Stellen seines Kopfes Druck ausübe. Die Folge waren zum Beispiel Kopfschmerzen, Seh- und Hörstörungen sowie Veränderungen der Persönlichkeit.

Mit Hilfe seiner Frau dokumentierte Sutherland die Ergebnisse seiner Versuche und entwickelte daraus ein Behandlungskonzept. 1934 und 1935 arbeitete Sutherland zusätzlich zu seinem Praxisbetrieb auf der Kinderstation eines nahegelegenen Krankenhauses. Durch eine osteopathische Behandlung konnte er bei vielen Kindern eine deutliche Besserung ihres Zustandes erreichen und zahlreiche Entwicklungsstörungen sogar vollständig heilen.

Durch sanftes Palpieren (Abtasten und Fühlen) am Schädel und am Körper gewann Sutherland Erkenntnisse über den Zustand des körpereigenen Regulationssystems, das für das Gleichgewicht im Organismus verantwortlich ist. Als erster entwickelte er Behandlungsverfahren für die einzelnen Schädelknochen und auch für Strukturen im Schädel. Er nutzte den kraniosakralen Rhythmus für die Diagnose und Therapie; mit minimalen Impulsen auf die Hirnflüssigkeit oder andere Körperflüssigkeiten konnte der Osteopath das Gesamtbefinden eines Menschen oder ganz gezielt ein Gelenk oder ein anderes Gewebe behandeln.

Ein langer Weg: Die amerikanischen Osteopathen kämpfen für die Anerkennung ihres Berufs

Der Boom der Osteopathie, der noch vor der Jahrhundertwende einsetzte, hatte auch unerfreuliche Auswirkungen. Immer neue »Schulen für Osteopathie« wurden eröffnet, darunter auch solche von zweifelhafter Qualität. Doch bereits 1903 begann die neugegründete »Amerikanische Gesellschaft für Osteopathie« (American Osteopathic Association, AOA) mit Qualitätskontrollen. Ab 1910 beschloß die amerikanische Ärztevereinigung (American Medical Association, AMA) verbindliche Standards für medizinische Ausbildungsinstitute aller Art.

Daraufhin gaben viele Osteopathie-Schulen wieder auf; die anderen überarbeiteten ihre Lehrpläne nach den jeweils gültigen Richtlinien der AOA – und die wurden mit den Jahren anspruchsvoller. So wurde zum Beispiel die Studiendauer 1915 auf vier Jahre verlängert. Parallel verschärften sich die Zugangsvoraussetzungen, und dieser Trend setzte sich fort bis in die Gegenwart. Heute verlangen die amerikanischen Osteopathie-Schulen mindestens einen College-Abschluß.

Die gesetzliche Anerkennung ihres Berufs mußten sich die amerikanischen Osteopathen hart erarbeiten. In mehreren Bundesstaaten war das Diplom jahrzehntelang so gut wie nutzlos, weil die Absolventen keine Lizenz zum Eröffnen einer Praxis bekamen.

In anderen Staaten durften Osteopathen sich nur dann niederlassen, wenn sie eine medizinische Zusatzprüfung abgelegt hatten. Viele Ärzte behaupteten, die medizinische Ausbildung der Osteopathen sei mangelhaft – und die Osteopathen taten alles, um diesen Vorwurf zu entkräften. Gleichzeitig engagierten sie sich für Gesetzesänderungen, und ab den siebziger Jahren setzte endlich die Trendwende ein.

Heute gibt es überall in den USA eine einheitliche, anerkannte Ausbildung in Osteopathie, die dem Medizinstudium gleichgestellt ist. Die amerikanischen Absolventen können promovieren und sind dann »Doktor der Osteopathie« (»Doctor of Osteopathy«, abgekürzt D.O.). Diesen Status hat die Osteopathie bisher in keinem anderen Land. In einigen Ländern ist sie jedoch als Heilberuf anerkannt, so zum Beispiel in England, Australien und Neuseeland.

Eine Lehre wird international: die Osteopathie in Europa

Die erste europäische Schule für Osteopathie wurde 1917 in England eröffnet. Gründer der British School of Osteopathy war der Engländer John Martin Littlejohn (1865 bis 1947), der noch bei Andrew Taylor Still gelernt hatte. England ist zugleich das bisher einzige Land Europas, das den Beruf des Osteopathen gesetzlich anerkannt hat. Allerdings sind auch hier die Osteopathen den Ärzten nicht gleichgestellt.

In anderen europäischen Ländern, wie zum Beispiel Frankreich oder Belgien, hat die Osteopathie (auch ohne gesetzliche Anerkennung) inzwischen Tradition. Relativ neu ist sie dagegen in Deutschland: Erst seit Ende der achtziger Jahre gibt es eine berufsbegleitende Ausbildung für Ärzte, Heilpraktiker und Physiotherapeuten.

Gesetzlich anerkannt ist der Beruf des Osteopathen bisher nicht; deshalb müssen zumindest die Mitglieder der gesetzlichen Krankenkassen die Behandlungen meist selbst bezahlen.

Sich wohl fühlen und gesund bleiben – So stärken Sie Ihre körpereigenen Heil- und Abwehrkräfte

Osteopathen legen großen Wert auf die Prävention, also die Vorbeugung von Krankheiten.

Zwar gibt es keine speziellen »osteopathischen« Ratschläge, und die Osteopathie ist auch nicht geeignet für die Selbstbehandlung von Alltagsbeschwerden, dennoch gibt sich ein guter Osteopath nicht damit zufrieden, eine Störung zu behandeln: Er will vielmehr erreichen, daß der Behandlungserfolg vorhält und keine neuen Probleme auftreten.

Deshalb befragt er seine Patienten auch über ihre Lebensgewohnheiten und ihren Alltag, er macht sie auf Gesundheitsrisiken aufmerksam (zum Beispiel durch Überarbeitung, zu wenig Schlaf, Rauchen) und sagt ihnen, was sie tun können, um diese Risiken zu verringern.

Äußere Faktoren, wie etwa Ernährung, Bewegung, die täglichen Arbeitszeiten im Beruf und/oder im Haushalt und das Klima in der Familie sowie am Arbeitsplatz, haben großen Einfluß auf die körperliche Gesundheit und die seelische Verfassung. Manche dieser Gegebenheiten sind zumindest vorläufig unveränderbar, andere können wir selbst gestalten. Dazu gehören zum Beispiel Ernährung und Bewegung sowie der Umgang mit Streß und mit Alltagsdrogen.

Gesunde Ernährung

Die Ernährung ist einer der wichtigsten, wenn nicht sogar *der* wichtigste Faktor für die Gesunderhaltung. Einige Empfehlungen für eine gesundheitsfördernde Ernährung:

So natürlich wie möglich: Am besten sind die Lebensmittel, die möglichst wenig verarbeitet sind. Deshalb sind Obst und Gemüse ein wichtiger Bestandteil einer gesunden Ernährung. Dagegen enthalten stark verarbeitete Speisen (beispielsweise Süßspeisen, Kuchen, Fertiggerichte) meist zuviel Fett, Zucker und Eiweiß und zuwenig Nährstoffe, die der Organismus nötiger braucht (Vitamine, Mineralstoffe, Enzyme u.a.).

Durch gesunde Ernährung können Sie zum Beispiel folgende Krankheitsrisiken verringern:

Herz-Kreislauf-Krankheiten, Bluthochdruck, Typ-II-Diabetes (»Altersdiabetes«).

So ökologisch wie möglich: Wer die Möglichkeit hat, kauft am besten Nahrungsmittel (auch Fleisch) aus biologisch-organischer Landwirtschaft. Die Landwirte, die den anerkannten Verbänden angeschlossen sind (Arbeitsgemeinschaft Ökologischer Landbau/AGÖL und andere) praktizieren artgerechte Tierhaltung und umweltverträgliche Anbaumethoden. Das schont nicht nur die natürlichen Ressourcen, sondern auch die Gesundheit der Konsumenten, denn solche Produkte sind weitgehend frei von schädlichen Rückständen (Tiermast- und Hormonmittel, Antibiotika etc.).

Sparsamer Umgang mit Milch und Weizen: Diese beiden Nahrungsmittel gelten in der Naturheilkunde als Grundallergene, weil sie bei übermäßigem Konsum Unverträglichkeiten und Allergien auslösen können.

Sparsamer Umgang mit hocherhitzten Fetten und fritierten Lebensmitteln: Durch die hohen Temperaturen können schädliche Stoffe entstehen, die dann mit dem Essen in den Organismus gelangen.

Körperliche Bewegung

Bewegung ist zusammen mit der Ernährung der wichtigste »Gesundheitsfaktor«. Bereits eine halbe Stunde körperliche Bewegung pro Tag stimuliert die Abwehrkräfte, das Herz-Kreislauf-System und den Stoffwechsel, lockert die Muskeln und hebt die Stimmung. Sport bringt damit mehr Gewinn für die Gesundheit als der Verlust von einigen Kilo Übergewicht.

Viele haben auch deshalb zu wenig Bewegung, weil sie beruflich und privat überlastet sind, andere hätten zwar Zeit, können sich aber nicht aufraffen.

In welche Kategorie gehören Sie? Wenn Zeitmangel Ihr Hauptproblem ist, überlegen Sie, ob Sie nicht doch eine »kleine Aktivität« einschieben können, etwa einen kurzen Spaziergang in der Mittagspause oder Radfahren bei schönem Wetter. Solche Atempausen sind besonders wichtig für Menschen, die viel arbeiten und vielleicht auch seelisch belastet sind.

Durch körperliche Bewegung können Sie zum Beispiel folgende Krankheitsrisiken verringern:

Herz-Kreislauf-Krankheiten,
Bluthochdruck,
Typ-II-Diabetes
(»Altersdiabetes«),
Osteoporose.

Alle, die nach langer Pause wieder Sport treiben wollen, sollten sich vor allem am Anfang nicht überfordern. Der beste Schutz vor Verletzungen, Verspannungen und schmerzhaftem Muskelkater ist: Vor dem Training die Muskeln langsam anwärmen (zum Beispiel durch lokkeres Laufen auf der Stelle) und sie am Ende mit leichten, entspannenden Übungen wieder abzukühlen.

Vernünftiger Umgang mit Streß

Anstrengung ist nicht gleichbedeutend mit Streß. Wer sich bei dem, was er tut, überwiegend wohl fühlt, ist am Ende eines langen Arbeitstages zwar müde, aber nicht gestreßt. Unter ungünstigen Bedingungen kann dieselbe Tätigkeit für denselben Menschen zum Streß werden – zum Beispiel, wenn er das Gefühl hat, daß andere (Vorgesetzte, Kollegen, die Familie) seine Arbeit gering schätzen, wenn er unter einem schlechten Betriebsklima leidet, wenn seine Aufgaben ihn über- oder unterfordern.

Hinzu kommt, daß Menschen auf Streß ganz unterschiedlich reagieren. Manche haben ihre ganz eigenen, oft unbewußten Strategien der Streßbewältigung entwickelt wie zum Beispiel:

- »Auszeiten« nehmen. Einfach nur dasitzen, am besten irgendwo in der Natur, und sich auf das Erleben von Ruhe und Stille einlassen.
- Sich freuen, auch an den sehr kleinen Dingen des Alltags, etwa einem Vogel, der sich morgens vor dem Küchenfenster niederläßt.
- Sich Geborgenheit schaffen: Jeder Mensch braucht mindestens einen Menschen, mit dem er offen sprechen kann, auch über belastende Erfahrungen und Erlebnisse.
- Ausgleich suchen, zum Beispiel durch Sport oder eine andere Aktivität, die mit dem Alltag nichts zu tun hat.

Durch den vernünftigen Umgang mit Streß, der bis zu einem gewissen Grad erlernbar ist, können Sie Ihr Wohlbefinden und Ihre Abwehrkräfte steigern. Menschen, die Streß auf »gesunde« Art verarbeiten, haben seltener Rückenschmerzen und Verspannungen; sie sind auch insgesamt weniger anfällig für Krankheiten. Denn Streß wirkt unmittelbar auf den Bewegungsapparat und das Immunsystem. Bei Herzkrankheiten, Erkrankungen der Leber und des Magen-Darm-Trakts gehört oft auch Streß zu den Ursachen.

Vernünftiger Umgang mit Alltagsdrogen

Rauchen, regelmäßig Alkohol, literweise Kaffee, Schmerztabletten, Schlafmittel, Abführmittel: Manche Menschen »vergiften« ihren Organismus regelrecht, ohne sich dessen bewußt zu sein. Ständige Kopfschmerzen, Einschlafprobleme und Abgeschlagenheit können – abgesehen von anderen möglichen Ursachen – auch durch Mißbrauch von Alltagsdrogen und/oder Medikamenten entstehen oder verstärkt werden.

Für Menschen, die zum Beispiel von Alkohol oder Medikamenten abhängig geworden sind, gibt es unterschiedliche Möglichkeiten der professionellen Hilfe. Je nach Art der Abhängigkeit können zum Beispiel Beratungsstellen, Selbsthilfegruppen, ein Arzt oder eine Psychotherapeutin geeignet sein. Eine osteopathische Behandlung, eventuell ergänzt durch Akupunkutur, kann den Prozeß der körperlichen und seelischen Entwöhnung unterstützen.

Durch den vernünftigen Umgang mit Alltagsdrogen können Sie unmittelbar etwas für Ihr körperliches und seelisches Wohlbefinden tun; langfristig verringern sich viele Gesundheitsrisiken. Das sind zum Beispiel

- beim Rauchen: Krankheiten der Atemwege (besonders Bronchitis), Störungen der Fruchtbarkeit, Krebserkrankungen (vor allem Bronchialkrebs), Herz-Kreislaufkrankheiten, Bluthochdruck;
- beim Alkohol: Abhängigkeit, Leberschäden, Depressionen, Veränderungen der Persönlichkeit;

Endlich wieder besser schlafen!
Einfache Mittel, die bei Schlafstörungen helfen können:

Frische Luft statt Kaffee
Die anregende Wirkung von Kaffee und schwarzem Tee hält sehr lange vor. Wer nachmittags noch eine kräftige Tasse »zum Munterwerden« trinkt, ist abends beim Zubettgehen womöglich immer noch hellwach. Ein gutes Mittel gegen das übliche Tief am frühen Nachmittag ist frische Luft: Fenster auf, lüften, kräftig durchatmen. Noch besser: Raus vor die Tür und ein paar Minuten in schnellem Tempo gehen.

Regelmäßigkeit
Wer kann, sollte zumindest im Alltag nach Möglichkeit immer um dieselbe Zeit schlafen gehen und aufstehen – der Schlaf-Wach-Rhythmus gerät nämlich leicht durcheinander. Das gilt besonders für Menschen, die ohnehin zu Schlafstörungen neigen.

Den Tag ausklingen lassen
Etwa eine Stunde vor dem Zubettgehen langsam zur Ruhe kommen, nach Möglichkeit nichts mehr tun, was Streß bereitet. Viele haben ihre eigenen Abendrituale wie zum Beispiel: Musik hören; mit einem vertrauten Menschen über den Tag reden, ein paar Seiten in einem schönen Buch lesen.

Den Schlaf nicht zwingen
Wenn Sie eine halbe Stunde nach dem Zubettgehen immer noch hellwach daliegen und sich einfach nicht entspannen können, stehen Sie auf, gehen Sie in einen anderen Raum und legen Sie sich erst wieder hin, wenn Sie sich tatsächlich schläfrig sind. Dieses radikale Mittel kann helfen, wenigstens in den restlichen Nachtstunden gut zu schlafen. Schlimmstenfalls haben Sie eine schlaflose Nacht, fallen am nächsten Abend übermüdet ins Bett und können dann endlich schlafen!

- beim Kaffee: Nervosität, Schlafprobleme sowie Störungen der Fruchtbarkeit;
- bei Medikamenten: Symptomverschiebung (zum Beispiel Benommenheit statt Kopfschmerzen), Unterdrücken von körpereigenen Reinigungsprozessen (Beispiele: Schnupfen, Fieber), die oft helfen, eine schlimmere Krankheit abzuwenden, Verschlimmerung der Beschwerden durch Mißbrauch, Nierenschäden (Schmerzmittel), Mineralstoffmangel (Abführmittel).

Vorsorgeuntersuchungen

Einen sicheren Schutz vor Krankheiten gibt es nicht. Eine gesundheitsbewußte Lebensweise verringert das Risiko, zum Beispiel an Krebs zu erkranken oder im Alter Osteoporose zu bekommen – sie bietet jedoch keine Garantie. Andererseits lassen sich die meisten Krankheiten heute heilen oder zumindest gut behandeln, wenn sie früh genug erkannt werden, zum Beispiel durch Blut-, Ultraschall- oder Röntgenuntersuchungen. In Deutschland werden solche Untersuchungen nur von Ärzten vorgenommen.

Hilfreich für die Prävention von Krankheiten sind auch regelmäßige Untersuchungen bei einem Osteopathen. So können funktionelle Störungen erkannt und behandelt werden, lange bevor Krankheitssymptome auftreten.

Selbsthilfe-Übungsprogramm

Die Übungen basieren auf dem Grundsatz der Osteopathie: Leben ist Bewegung. Gesundheit braucht einen freien Fluß der Lebenskräfte und Lebenssäfte, freie Beweglichkeit und Bewegung. Nur so können alle Teile des Organismus einschließlich Seele und Geist harmonisch zusammenspielen. Die hier gezeigten Übungen sind geeignet, die Beweglichkeit und den Austausch von Nährstoffen und Körperflüssigkeiten im Organismus zu fördern und so die heilsame Selbstregulation zu unterstützen.

Keine Übung kann eine notwendige osteopathische Behandlung ersetzen. Umgekehrt gilt: Eine osteopathische Behandlung ist kein Ersatz für eine vernünftige Lebensweise. Diese Übungen unterstützen das harmonische Zusammenspiel von Körper, Seele und Geist.

Einige Übungen stammen aus Physiotherapie, Gymnastik, Yoga oder chinesischer Bewegungslehre und wurden entsprechend den Erkenntnissen der Osteopathie abgewandelt.

Neben diesen Übungen gibt es viele weitere und eine große Reihe von Varianten, die auf ähnliche Weise wirken.

Einige Hinweise vorweg

- Üben Sie regelmäßig, ohne sich zu überfordern. Denken Sie daran: Schwache Reize entfachen die Lebenskraft, mittelstarke fördern sie, starke und extreme Reize können sie hemmen. Leichte und regelmäßige Übungsreize werden langfristig Ihre Selbstheilungskräfte stärken.

- Osteopathische Behandlungen erfolgen immer individuell. Bei Erkrankungen, Beschwerden oder Schmerzen kommen ebenso viele Ursachen in Frage, wie es Menschen gibt. Deshalb ist es nicht möglich, für bestimmte Beschwerden eine allgemeingültige Übungsfolge zu empfehlen.
- Die hier vorgestellten Übungen haben keinerlei unerwünschte Nebenwirkungen, wenn Sie sich an die Anweisungen halten. Sie können also ausprobieren, welche Übungen Sie als besonders wohltuend und angenehm empfinden und sich dann selbst ein Programm zusammenstellen. Auch die Dauer und die Anzahl der Wiederholungen können Sie nach Ihren Bedürfnissen verändern.
- Wichtig ist, daß Sie sich ein- bis zweimal täglich mit den Übungen beschäftigen, Ihren Körper beobachten, die Wirkung wahrnehmen. Nach einiger Zeit werden Sie diese Momente der Ruhe und Konzentration auf sich selbst nicht mehr missen mögen. Und Sie werden spüren, wie Körper, Geist und Seele sich verändern, an Ausgleich und Kraft gewinnen.

Einstimmen

Nehmen Sie sich Zeit für sich. Stellen Sie das Telefon ab und treffen Sie Vorsorge, daß Sie nicht gestört werden, während Sie üben.

Legen Sie sich für einige Augenblicke auf den Boden. Lassen Sie den Tag bis zum ersten Moment des Aufwachens Revue passieren. Selbst wenn Sie am Morgen üben, gehen Sie in Gedanken bis zum Moment des Aufwachens zurück.

Am Ende strecken und räkeln Sie sich, ziehen die Knie an, umfassen sie mit den Händen und rollen einige Male auf dem Rücken hin und her.

Stehen Sie nun auf; beide Füße sollen guten Kontakt zum Boden haben. Bilden Sie beim Ausatmen den Ton »U« und lassen ihn klingen. Richten Sie dabei Ihre Aufmerksamkeit auf den Beckenbereich.

Beim nächsten Ausatmen bilden Sie den Ton »O« und richten Ihre Aufmerksamkeit auf den Raum in der Bauchregion.

Beim nächsten Ausatmen bilden Sie den Ton »A« und richten Ihre Aufmerksamkeit auf den Raum in der Herzregion.

Beim nächsten Ausatmen bilden Sie den Ton »E« und richten Ihre Aufmerksamkeit auf die Halsregion;

und schließlich den Ton »I«, mit Ihrer Aufmerksamkeit auf den Raum im Inneren des Kopfes.

Stabilisierungsübungen

Sie können die Dauer dieser Übungen und die Anzahl der Wiederholungen nach Ihren Bedürfnissen variieren.

Stabilisieren des Rumpfes (Abb. 14)

Sie stehen aufrecht, Becken, Brust und Schultergürtel nach vorne gerichtet. Nehmen Sie die Füße hüftbreit auseinander.

Beginnen Sie nun, die Arme in einem schnellen Rhythmus wechselseitig nach vorne und hinten zu bewegen, und stabilisieren Sie dabei gleichzeitig den Rumpf, so daß im Rumpf keinerlei Bewegung stattfindet. Je höher die Armbewegung, desto stärker die Stabilisierung im oberen Rücken.

30 bis 60 Sekunden üben.

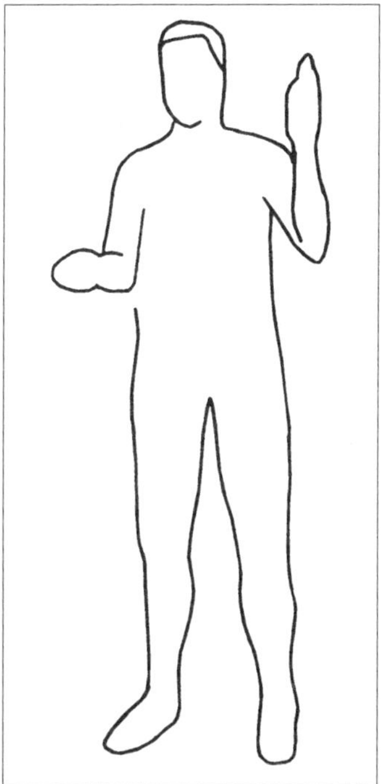

Abb. 14

Variante: Sie können die Übung auch in Schrittstellung ausführen. Wechseln Sie dann nach etwa 30 Sekunden die Beinstellung.

Stabilisieren des Rückens (Abb. 15)

Achtung:
Für diese Übung sollte Ihre Wirbelsäule schon etwas angewärmt sein, also nicht gleich zu Anfang ausführen.

Legen Sie sich auf den Bauch, die Arme nach vorne ausgestreckt. Beim Einatmen heben Sie nun beide Beine und die Arme vom Boden, die Füße gestreckt, die Handflächen zum Boden, den Kopf zum Boden oder leicht nach vorne gerichtet.

Strecken Sie sich von den Füßen bis in die Hände in die Länge. Halten Sie diese Position zu Beginn einen Atemzug, wenn Sie geübt sind, bis zu fünf tiefen Atemzügen.

Dreimal ausführen.

Variante: Beine und Arme sind angehoben. Strecken Sie nun den rechten Arm und das linke Bein von sich weg; beim nächsten Atemzug den linken Arm und das rechte Bein strecken. Dreimal für jeweils fünf Atemzüge ausführen.

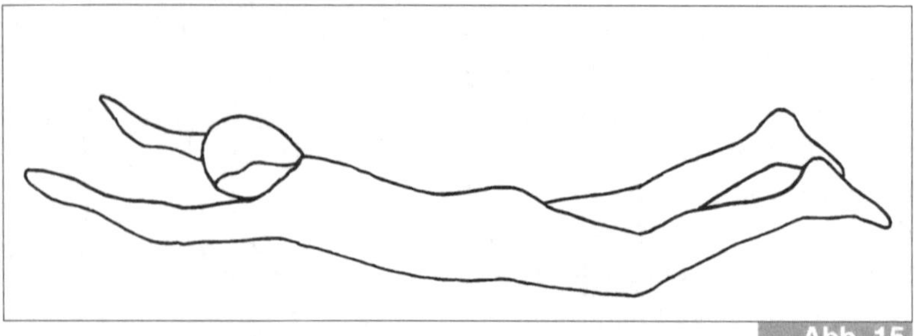

Abb. 15

Stabilisieren der Vorderseite (Abb. 16)

Legen Sie sich auf den Rücken, die Arme seitlich am Körper mit den Handflächen zum Boden.

Heben Sie die angewinkelten Beine langsam vom Boden, bis die Oberschenkel einen rechten Winkel mit dem Oberkörper bilden.

Strecken Sie nun die Knie, und schieben Sie die Fersen in Richtung Decke. Der gesamte Rücken soll während der gesamten Übung in Kontakt mit dem Boden bleiben. Halten Sie diese Position für etwa fünf tiefe Atemzüge.

Dreimal ausführen.

Achtung:
Dabei soll kein Hohlkreuz entstehen und der Kopf sich nicht nach hinten bewegen. Wenn das doch geschieht, die Knie beugen.

Variante: Die Fersen der nach oben gestreckten Beine abwechselnd Richtung Decke schieben.

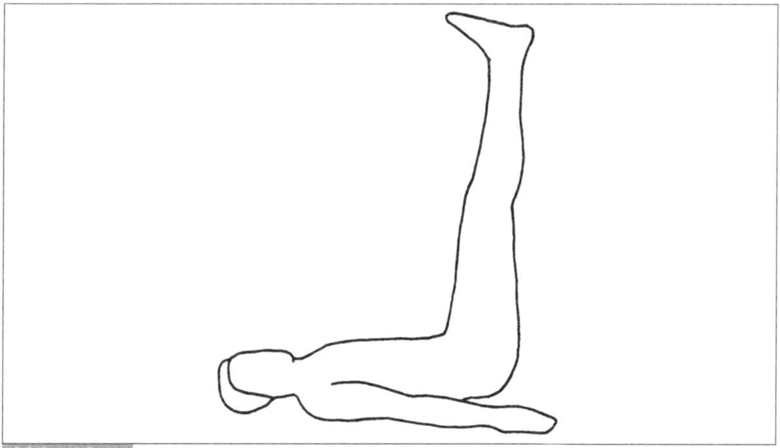

Abb. 16

Stabilisieren der Seiten (Abb. 17)

Legen Sie sich auf die Seite. Stützen Sie sich mit dem unten liegenden Unterarm auf dem Boden ab; der Ellenbogen befindet sich exakt unter der Schulter.

Heben Sie nun den gesamten Körper an, so daß dieser nur noch von Ellenbogen, Unterarm und den Füßen getragen wird. Kopf, Rumpf, Becken und Beine sollen sich in einer Linie befinden. Der andere Arm wird Richtung Decke gestreckt.

Halten Sie diese Position für etwa fünf tiefe Atemzüge.

Dreimal ausführen.

Variante: Sie können sich die Übung erleichtern, indem Sie die andere Hand auf die unten liegende legen.

Variante: Geübte können versuchen, sich nur auf die Hand des unten liegenden Armes abzustützen und in dieser Position mit beiden Fußsohlen Kontakt zum Boden zu halten. Die Arme befinden sich in einer Linie.

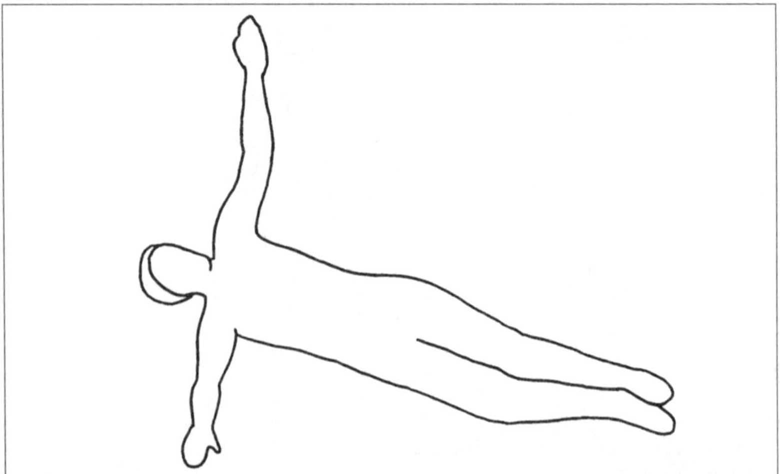

Abb. 17

Die Fulford-Übungen

Der Osteopath Robert Fulford D.O. hat Übungen entwickelt, die seiner Ansicht nach am besten geeignet sind, die Lebensenergie und die körpereigenen Regulationsmechanismen zu stärken. Er praktizierte sie selbst und empfahl sie seinen Patienten und Studenten nicht nur als Unterstützung osteopathischer Behandlungen, sondern auch unabhängig davon als Selbsthilfeprogramm.

Mit über 90 Jahren veröffentlichte Fulford das Buch »Dr. Fulford's Touch of Life«; bis zu seinem Tod 1997 war er als Dozent tätig. Ich hatte noch das große Glück, ihn in Kursen erleben zu dürfen, und war von seiner Vitalität, Weisheit und Liebenswürdigkeit sehr beeindruckt und berührt.

Die Fulford-Übungen sind einfach – und doch haben sie bei täglicher Anwendung tiefgreifende Wirkungen.

Soweit nicht anders angegeben, sollen die Übungen einmal pro Tag ausgeführt werden.

Atemübung

Für die Regeneration der Körperzellen im gesamten Organismus

Setzen Sie sich aufrecht und entspannt auf einen Stuhl.

Die Zunge liegt unmittelbar hinter den Frontzähnen oben am Gaumen, der Mund ist geschlossen.

Atmen Sie durch die Nase ein, und öffnen Sie dabei Ihren Brustkorb und Ihre Lunge vollständig.

Halten Sie dann den Atem an, und zählen Sie still bis sieben.

Atmen Sie dann in Ihrem Rhythmus durch den Mund langsam wieder aus, dabei bleibt die Zunge am Gaumen.

Diese Sequenz siebenmal ausführen.

Die gesamte Atemübung zweimal am Tag ausführen.

Stretching des Schultergürtels und des oberen Brustkorbs (Abb. 18, 19)

Zum Spannungsausgleich in den Muskeln um die Arme, zum Kräftigen der Rückenmuskeln und zum Weiten des Schulterbereichs

Stellen Sie Ihre Füße schulterbreit auseinander, und heben Sie die Arme seitlich bis etwa auf Schulterhöhe.

Die linke Handfläche zeigt nach oben und die rechte Handfläche nach unten.

Diese Position für zwei bis zehn Minuten halten; dabei tief und langsam atmen.

Am Ende der Übung die gestreckten Arme langsam seitlich über den Kopf heben und zur Decke strecken.

Rotation der Wirbelsäule und Hüfte (Abb. 20)

Zum Dehnen der Becken- und Hüftmuskeln; bei Rückenschmerzen; für Frauen nach der Entbindung

Legen Sie sich mit dem Rücken auf den Boden, beide Arme zur Seite ausgestreckt, die linke Handfläche nach oben, die rechte Handfläche nach unten gedreht.

Beide Schultern und Arme berühren den Boden. Die Füße der gestreckten Beine berühren einander.

Heben Sie das rechte Bein, und rollen Sie die rechte Hüfte und das rechte Bein über das linke Bein, so daß dieses überkreuzt wird.

Diese Position für zwei bis fünf Minuten halten und dabei tief und langsam atmen. Bei Schmerzen sofort in die Grundposition zurückkehren und einen Moment ausruhen.

Anschließend das andere Bein wie beschrieben überschlagen und ebenfalls bis zu fünf Minuten halten.

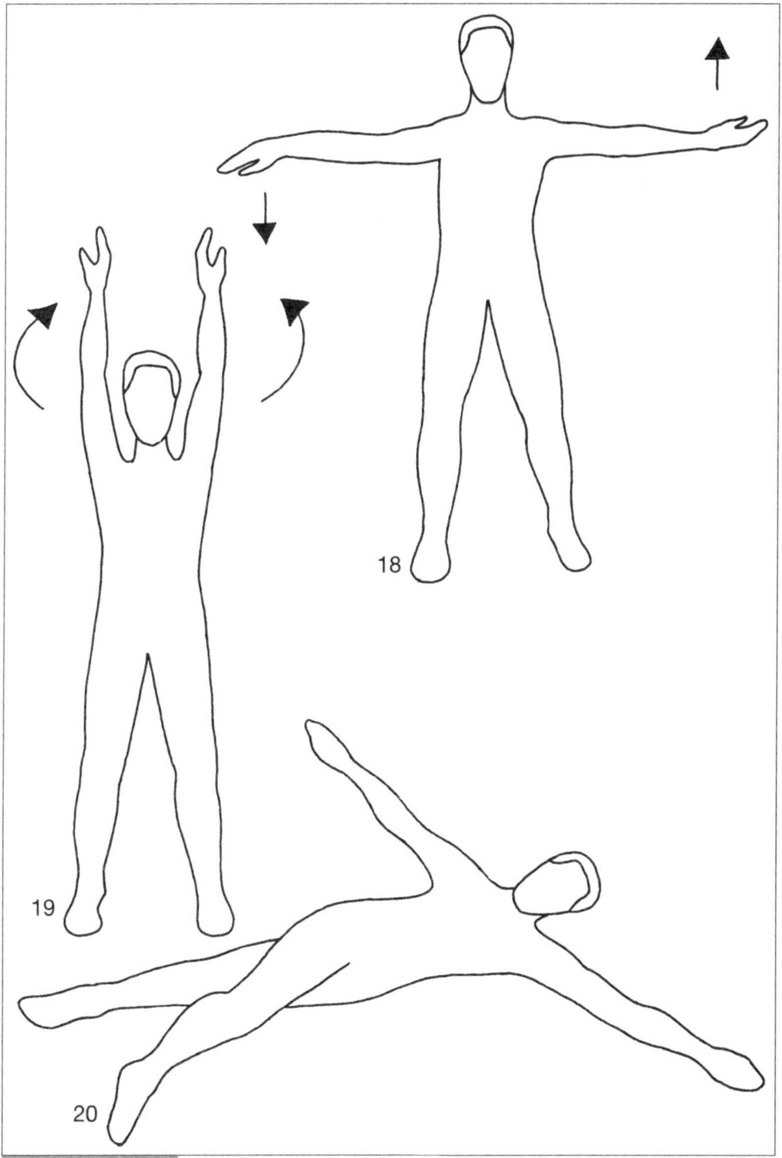

Abb. 18–20

Stretching der Wirbelsäule in Längsrichtung (Abb. 21)

Zum Dehnen des unteren Rückens; für eine gesunde Haltung im Gehen und im Stehen

Setzen Sie sich auf einen Stuhl, und nehmen Sie Ihre Füße schulterbreit auseinander. Die Oberschenkel sind parallel zum Boden, und die Unterschenkel stehen im rechten Winkel zum Boden.

Beugen Sie den Oberkörper nach vorn hinunter und lassen Sie die Arme gestreckt nach unten fallen, die Ellenbogen innen an den Knien.

Die Handgelenke drehen sich nach innen, so daß die Handflächen sich innen am Fuß befinden.

Greifen Sie mit den Fingern an der Innenseite des Fußes unter den Fuß, und umfassen Sie mit Fingern und Daumen den Fuß. In dieser Position die Wirbelsäule vollkommen gestreckt halten.

Diese Position bis zu fünf Minuten halten; dabei tief und langsam atmen.

Variante: Sie können die Übung auch im Stehen ausführen; dabei werden zusätzlich die Rückseiten der Beine gedehnt.

Stretching von Brust und Bauch (Abb. 22, 23)

Zum Weiten des Brustkorbs, zum Öffnen des Zwerchfells, zum Dehnen der Muskeln vom Becken bis zum Kopf

Stellen Sie sich so an eine Wand oder eine Tür, daß die Fersen, der untere Rücken, die Wirbelsäule zwischen den Schulterblättern und der Kopf die Wand berühren. Die Arme hängen vor dem Körper, die Daumen sollen sich berühren.

Bringen Sie die Arme gestreckt langsam nach oben in die Waagerechte, während sich die Daumen weiterhin berühren.

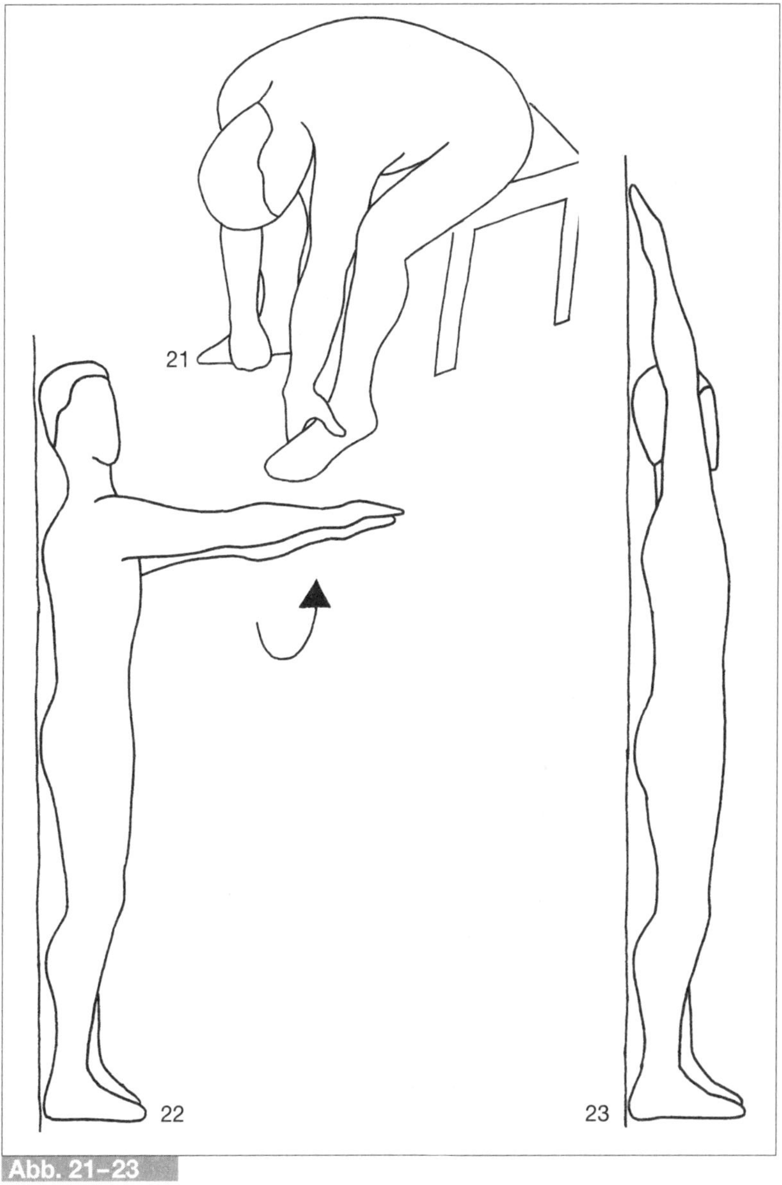

Abb. 21–23

Anschließend heben Sie die Arme so langsam wie möglich über den Kopf, bis sie die Wand berühren.

Schließlich bringen Sie die Arme seitlich des Körpers in einem großen Bogen wieder nach unten.

Achten Sie auch bei dieser Übung darauf, tief und langsam zu atmen.

Einmal wiederholen.

Schulterrollen (Abb. 24, 25, 26)

Zum Dehnen der Nackenmuskeln; besonders hilfreich bei Verspannungen durch Schreibtisch- oder Computerarbeit

Sie sitzen mit aufgerichtetem Rücken auf einem Stuhl. Beide Füße haben Kontakt zum Boden.

Beugen Sie Ihre Ellenbogen, die Oberarme sollten möglichst parallel zum Boden sein, und berühren Sie mit den Fingerspitzen die Schultern.

Atmen Sie tief und langsam. Beim Einatmen die Ellenbogen vorne Richtung Decke heben und den Kopf nach vorn beugen.

Beim Ausatmen senken sich die Ellenbogen über die Seiten zurück zur Ausgangsposition, und der Kopf kommt in die ursprüngliche Lage zurück.

Fünfmal ausführen, zwei- bis dreimal pro Tag.

Stretching der Achillessehne (Abb. 27)

Zum Dehnen verkürzter Achillessehnen (eine häufige Schädigung, verursacht durch das Tragen zu hoher Schuhe)

Sie stehen mit der Körpervorderseite etwa einen Meter vor einer Wand, die Füße schulterbreit auseinander.

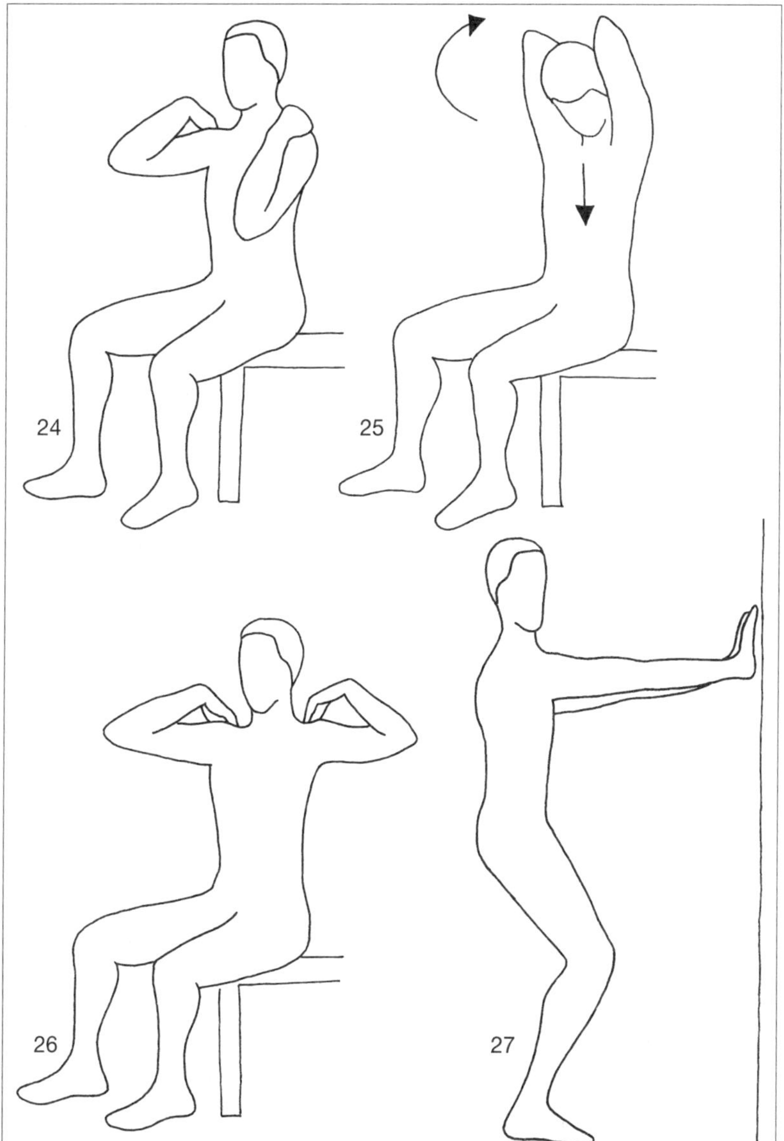

Abb. 24–27

Die Handflächen berühren die Wand etwa auf Schulterhöhe.

Beugen Sie die Knie so weit wie möglich, ohne dabei die Fersen vom Boden zu heben. Die Hände bleiben an der Wand.

Diese Position etwa eine Minute halten, dabei tief und langsam atmen.

Fünfmal ausführen, einmal pro Tag.

Nackenübung, modifiziert

Diese Abwandlung der Fulford-Übung auf Seite 151 ist geeignet zum Normalisieren der Spannung der Nackenmuskeln. Sie unterstützt außerdem eine bessere Nährstoffversorgung und Durchblutung im Kopfbereich.

Der Kopf bleibt während der gesamten Übung in der gewohnten aufrechten Position; er wird nicht mitbewegt.

a) Die Hände hinter dem Kopf verschränken (Abb. 28). Den Kopf gegen den Widerstand der Hände etwa sechs Sekunden lang nach hinten strecken; dann für etwa drei Sekunden den Druck lösen. Dreimal ausführen.
b) Die Hände an die Stirn legen (Abb. 29). Den Kopf gegen den Widerstand der Hände etwa sechs Sekunden lang nach vorn drücken; dann für etwa drei Sekunden den Druck lösen. Dreimal ausführen.
c) Die rechte Hand seitlich an die rechte Schläfe legen (Abb. 30). Den Kopf gegen den Widerstand der rechten Hand für etwa sechs Sekunden seitlich nach rechts drücken; dann für etwa drei Sekunden den Druck lösen. Dreimal ausführen, dann die Seite wechseln.
d) Die rechte Hand befindet sich seitlich auf und vor dem Ohr (Abb. 31). Der Kopf drückt gegen den Widerstand der rechten Hand für etwa sechs Sekunden nach rechts. Auch hier darauf achten, daß der Kopf sich nicht aus seiner Position bewegt,

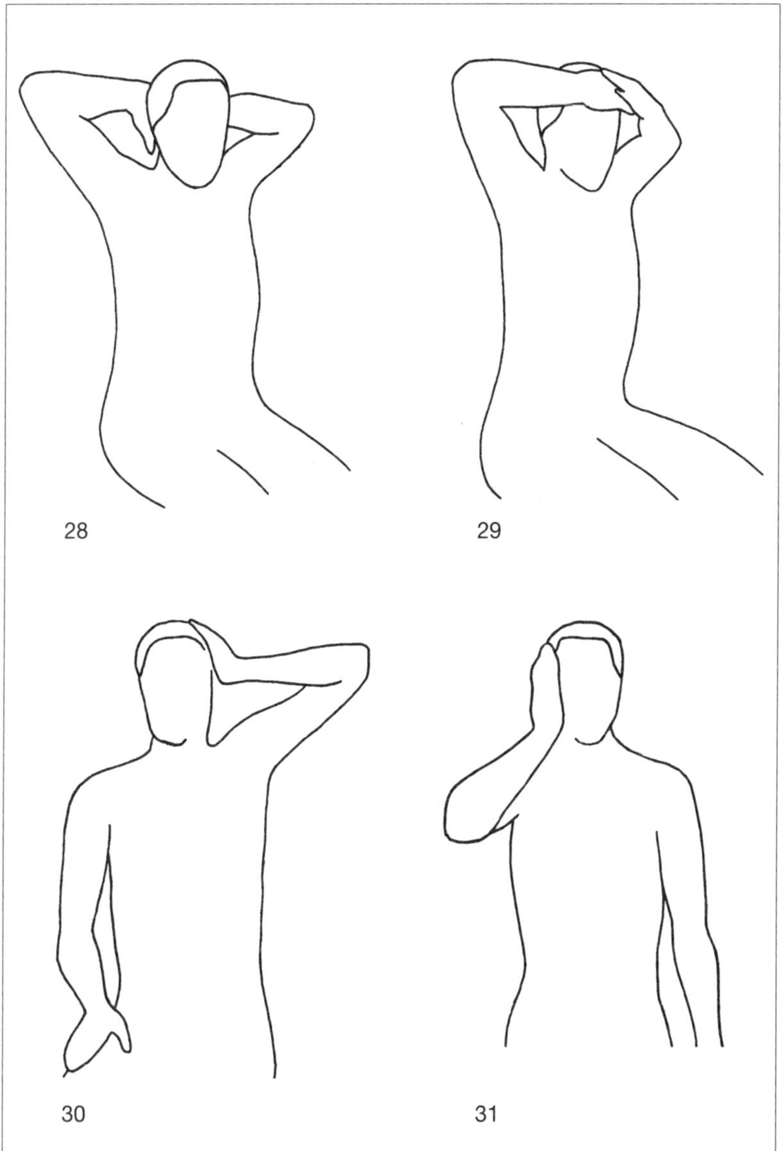

Abb. 28–31

d.h., es findet wie bei den vorherigen Sequenzen keinerlei Bewegung statt. Dann für etwa drei Sekunden den Druck lösen. Dreimal ausführen, dann die Seite wechseln.

Die gesamte Sequenz (a–d) dreimal ausführen.

Weitere Stretchingübungen

Stretching der Beinvorderseiten (Abb. 32)

Stehen Sie aufrecht, und ziehen Sie mit einer Hand einen Fuß in Richtung Gesäß, ohne die Hüften zu bewegen. Beide Oberschenkel bleiben parallel zueinander; dabei sollen weder die Hüften gebeugt werden noch ein Hohlkreuz entstehen.

Diese Position für etwa fünf Atemzüge halten; mit der Einatmung wieder lösen. Die Seite wechseln.

Stretching der Körperseiten (Abb. 33)

Sie stehen aufrecht, die Beine etwa einen Meter weit auseinander. Strecken Sie den linken Arm über den Kopf nach oben, und ziehen Sie die linke Körperseite in die Länge.

Drehen Sie den rechten Fuß nach rechts, so daß die Fußspitze nach rechts zeigt.

Beugen Sie sich über die rechte Seite, indem Sie den rechten Arm an der Innenseite des rechten Beines nach unten gleiten lassen. Achten Sie dabei darauf, daß Becken oder Oberkörper nicht nach vorne ausweichen. Neigen Sie sich nur so weit nach rechts, wie dies ohne Schmerzen möglich ist!

Der linke Arm befindet sich in der Verlängerung des rechten Armes. Atmen Sie bewußt in die linke Körperseite, und spüren Sie die Dehnung der linken Körperseite. Mit jeder tiefen Einatmung strecken Sie sich in die Länge, und mit jeder tiefen Ausatmung gewinnen Sie sanft etwas mehr Beweglichkeit in der rechten Körperhälfte.

Sie können die Wirkung noch steigern, indem Sie den linken Arm über den Kopf in Verlängerung des Rumpfes ausstrecken.

Diese Position für etwa fünf Atemzüge halten; mit der Einatmung wieder aufrichten. Dann die Seite wechseln.

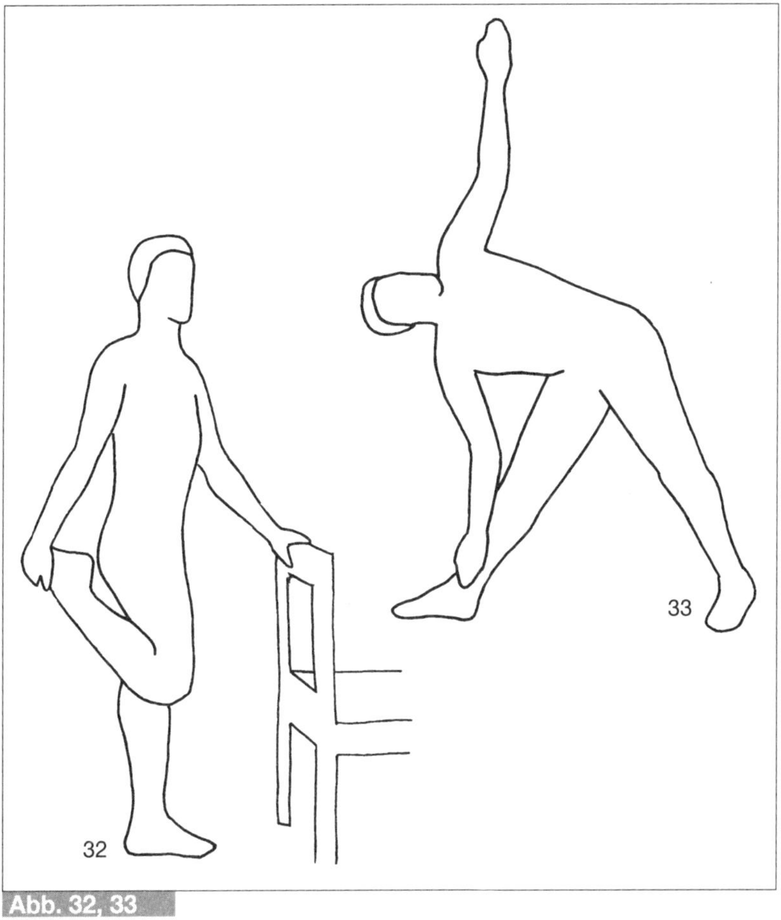

Abb. 32, 33

Stretching der schrägen Rumpfmuskulatur (Abb. 34)

Sie stehen aufrecht, die Beine etwa einen Meter weit auseinander. Drehen Sie den rechten Fuß nach rechts, so daß die Fußspitze nach rechts zeigt. Den linken Fuß leicht nach innen drehen.

Rotieren Sie nun den Rumpf vom Becken aus nach rechts, und strecken Sie den linken Arm nach vorne aus.

Beim Ausatmen den Oberkörper zur rechten Seite Richtung Boden neigen und die linke Hand innen am rechten Unterschenkel oder wenn möglich neben der Innenseite des Fußes auf dem Boden ablegen.

Den Oberkörper nach rechts drehen, so daß der rechte Arm die Verlängerung des linken Armes bildet und zur Decke zeigt.

Mit jeder tiefen Einatmung strecken Sie sich in die Länge; mit jeder tiefen Ausatmung gewinnen Sie sanft etwas mehr Beweglichkeit in Richtung der Rechtsdrehung.

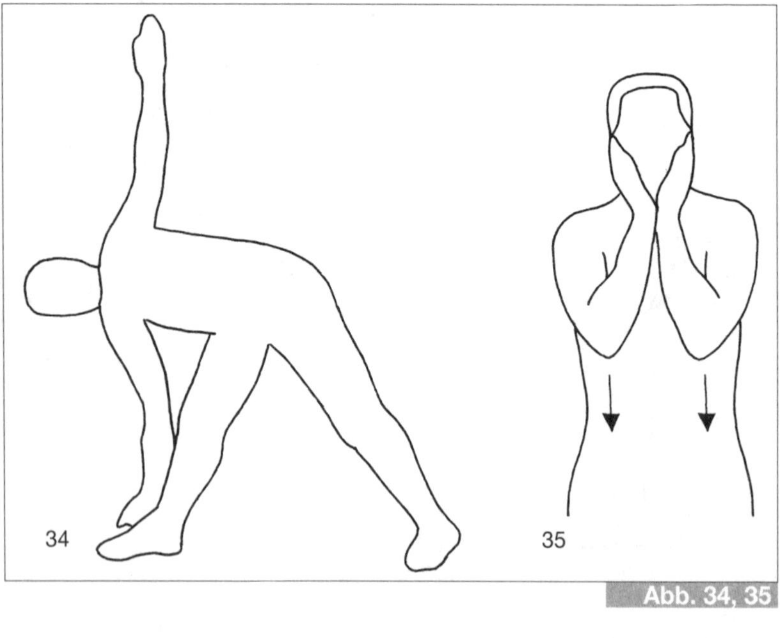

Abb. 34, 35

Sie können die Wirkung noch steigern, indem Sie die linke Hand neben der Außenseite des rechten Fußes auf dem Boden ablegen.

Diese Position für etwa fünf Atemzüge halten; mit der Einatmung wieder aufrichten. Dann die Seite wechseln.

Hängender Kiefer

Zur Dekompression des Kiefergelenks und zum Entspannen der Kiefermuskeln, gut geeignet für Knirscher.

Angespannte Kiefer können mit unterdrückten Aggressionen oder übermäßiger psychischer Belastung in Zusammenhang stehen; Ausdrücke wie »Zähne zusammenbeißen« oder »sich durchbeißen« deuten auf diesen Sachverhalt.

Sie sitzen entspannt und umfassen mit Ihren Händen beidseitig die Unterkiefer, ohne die Ellenbogen aufzustützen (Abb. 35). So wird durch das Eigengewicht der Arme an den Kiefergelenken ein leichter Zug nach unten ausgeübt.

Kiefergelenke und Mund sind so locker wie möglich, die Zunge liegt entspannt im Mund, und der Mund ist leicht geöffnet. Spüren Sie, wie sich durch diesen leichten Zug die Kiefermuskeln allmählich entspannen und sich auch der übrige Körper entspannt.

Atemübungen

Die Atmung beginnt mit dem ersten Atemzug unmittelbar nach der Geburt und markiert das Ende der Lebensphase im Mutterleib.

Sie spiegelt nicht nur körperliche, sondern auch geistige und emotionale Zustände unmittelbar wider und integriert diese in eine funktionelle Einheit. Durch das Atmen wird der Organismus mit Sauerstoff versorgt. Nach Ansicht des indischen Yoga bringt die Atmung auch Prana oder Lebenskraft in den Organismus. Die Atmung ist die Schnittstelle zwischen dem konstanten inneren Milieu des Körpers und den sich ständig ändernden äußeren Verhältnissen.

Die physische Auswirkung der Atmungsbewegung geht weit über den Brustkorb hinaus. Bauchorgane gleiten zum Beispiel mit jedem Atemzug sanft gegeneinander. Außerdem werden die Organe durch die Atmung rhythmisch drainiert. (Drainieren bedeutet, daß Stoffwechselschlacken abtransportiert und Nährstoffe aufgefüllt werden. Das Gewebe wird also wie ein Schwamm ausgedrückt und kann sich anschließend wieder vollsaugen.) Die Atmung ist nicht nur mit Lunge, Brustkorb, Wirbelsäule und den sogenannten Atemmuskeln verbunden, sondern mit allen Geweben im Körper.

Übermäßige Gewebespannung im Körper behindert den freien Fluß des Atems. Auch die Körperhaltung beeinflußt die Atembewegungen.

Anhaltende psychische Anspannung und Streß führen zu einer oberflächlichen und schnellen Atmung. Auch Ängste oder unterdrückte Aggressionen verändern auf Dauer die Atmungsbewegung. Wir können die Atmung als Hilfe benutzen, um übermäßige Anspannungen im Gewebe oder in der Psyche zu lösen oder um anstrengende Situationen besser zu überstehen.

Umgekehrt bewirkt das Lösen von Spannungen in den Geweben eine freiere Atmung und eine bessere Versorgung mit Lebenskraft.

Eine zufriedene und glückliche Grundhaltung wird sich unmittelbar auf die Atmung und auf den ganzen Körper auswirken. Auch Lachen unterstützt eine tiefe freie Atmung.

Eins werden mit dem Atem

> *Diese Atemübung unterstützt das »Heilwerden« und die Integration aller Teile – auch der unbewußten oder bisher nicht akzeptierten Anteile – des Selbst.*

Viele Menschen versuchen, unangenehme, angstbesetzte Bewußtseinsinhalte oder Erlebnisse nicht wahrzunehmen oder davor zu fliehen – etwa mit Hilfe von Essen, Alkohol, Rauchen, Konsum, Fernsehen im Übermaß oder übertriebenem Streben nach Macht oder Geld. Damit belasten sie nicht nur ihren eigenen Organismus, sondern auch die Menschen in ihrer Umgebung und ihre Umwelt. Andererseits haben wir alle den Wunsch, ganz, heil, gesund, eins mit uns selbst zu sein. (Das alte deutsche Wort »haelan« beinhaltet übrigens alle diese Bedeutungen.)

Setzen Sie sich so auf einen Stuhl, daß beide Füße guten Kontakt zum Boden und beide Sitzbeinhöcker guten Kontakt zum Stuhl haben.

Die Wirbelsäule richtet sich entspannt auf. Das Kinn ist leicht zurückgezogen und die Halswirbelsäule sanft gestreckt.

Variation: Wenn Sie sehr beweglich sind, können Sie sich ein festes Kissen unter den Po legen und im Halblotus auf dem Boden sitzen, so daß beide Knie auf dem Boden aufliegen. Diese Sitzhaltung ist wichtig für eine stabile Haltung mit einer entspannt aufgerichteten Wirbelsäule.

Lenken Sie Ihre Aufmerksamkeit sanft auf Ihre Atmung, auf die Bewegungen im Brustkorb und Bauchraum oder an den Nasenlöchern beim Ein- und Ausatmen.

Entscheiden Sie sich für einen der Bereiche, damit Sie mit Ihrer Aufmerksamkeit nicht zwischen beiden hin- und herspringen.

Wann immer Sie feststellen, daß Ihre Aufmerksamkeit abdriftet, akzeptieren Sie, daß Ihre Gedanken gewandert sind. Versuchen Sie, die Gedanken zu erkennen und einfach ihre Anwesenheit anzuerkennen, dann sie sanft loszulassen und zum Atem zurückzukehren.

Dieses Wandern der Gedanken ist völlig normal und abhängig von den Erlebnissen und Konditionierungen der Vergangenheit. Sie können und sollten es nicht verhindern. Jedesmal, wenn Sie das Abschweifen erkennen und zur Atmung zurückkehren, befinden Sie sich in einem Moment der Achtsamkeit. Dieser Prozeß ist zugleich eine sanfte Methode, sich von Konditionierungen der Vergangenheit zu lösen.

Üben Sie täglich zehn bis 20 Minuten, möglichst immer zur gleichen Zeit.

Atemübung für die Bauchorgane

Für eine bessere Durchblutung aller Bauchorgane (Leber, Bauchspeicheldrüse, Milz, Niere und Nebenniere) sowie des Sonnengeflechts, zum Anregen der Verdauung und der Harnausscheidung

> *Achtung:*
> *Bei Herzkrankheiten und akuten Beschwerden im Bauchraum sollte diese Übung nicht praktiziert werden.Bei Schmerzen die Übung sofort abbrechen – Schmerzen können unter Umständen Anzeichen einer akuten Krankheit im Bauchraum sein.*
> *Die Übung nur mit leerem Magen durchführen.*

Stellen Sie sich hin, und stützen Sie die Hände auf die leicht gebeugten Knie. Der Rumpf ist leicht nach vorne verlagert, der Rükken gerade. Die gestreckten Arme stützen die Schultern und den gesamten Oberkörper (Abb. 36).

Atmen Sie ein- bis zweimal tief ein und aus.

Atmen Sie anschließend die gesamte Luft aus der Lunge völlig aus. Unterstützen Sie dies, indem Sie zusätzlich den Bauch anspannen.

Ohne Luft in die Lunge dringen zu lassen, entspannen Sie nun die Bauchmuskulatur.

Dann führen Sie eine tiefe Einatembewegung des Brustkorbs aus, ohne Luft einzuatmen; tun Sie so, als würden Sie einatmen – dabei weiten Sie die Rippen. Dadurch hebt sich das Zwerchfell, der Bauch zieht sich ein, die Bauchorgane werden drainiert.

Halten Sie diese Position für einige Augenblicke.

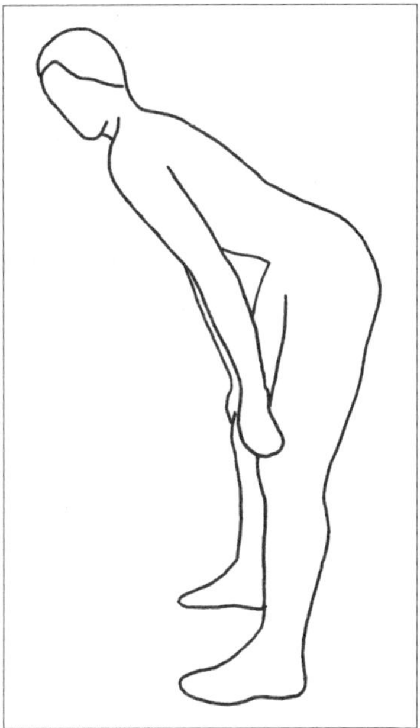

Abb. 36

Wichtig: Am Ende der Übung erst den Brustkorb entspannen und dann wieder wie gewohnt einatmen. Den gesamten Zyklus höchstens dreimal ausführen.

Viszerales System / Organe

Bauchfellübung

Über das Bauchfell und seine Duplikaturen (Einfaltungen) wird ein Großteil der Bauchorgane umhüllt und am Rücken befestigt. Außerdem verlaufen im Bauchfell Blutgefäße und Nerven für diese Organe. Diese Übung bewirkt die Mobilisierung der Bauchfellduplikaturen, verbessert die Durchblutung aller Bauchorgane und fördert die Verdauung.

Setzen Sie sich etwa 30 Zentimeter von einem Tisch entfernt breitbeinig auf einen Stuhl, und beugen Sie sich so vor, daß Sie mit Schultern und Kinn auf dem Tisch liegen (Abb. 37). So können sich der Bauchraum und die Bauchmuskeln optimal entspannen. Verhaken Sie jetzt die Finger beider Hände und greifen mit Ihren Daumenballen den Bauch links und rechts vom Nabel (Abb. 38).

Ziehen Sie sanft mit Ihren Händen nach vorne, während Sie den Bauch völlig entspannt lassen.

30 bis 60 Sekunden üben.

In die Organe atmen

Legen Sie sich mit angewinkelten Beinen auf den Rücken. Reiben Sie vorher die Hände kräftig gegeneinander, bis Sie ein deutliches Wärmegefühl wahrnehmen.

Für den Magen legen Sie Ihre linke Hand unmittelbar unterhalb des linken Rippenbogens und Ihre rechte Hand oberhalb auf den linken Rippenbogen (Abb. 39).

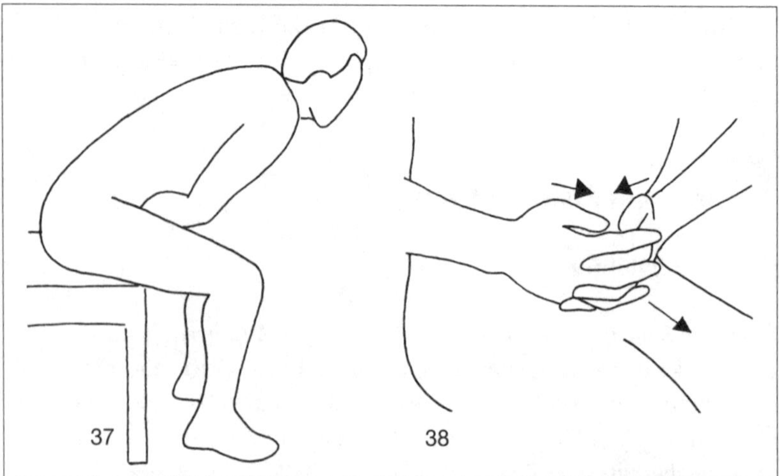

Abb. 37, 38

Für die Leber legen Sie Ihre rechte Hand seitlich und die linke Hand vorne oberhalb des rechten Rippenbogens (Abb. 40).
Für den Darm legen Sie die Hände beidseitig auf den Bauchraum, um den Nabel herum. Die Daumen berühren sich, und die Hände bilden ein nach unten gerichtetes Dreieck (Abb. 41).

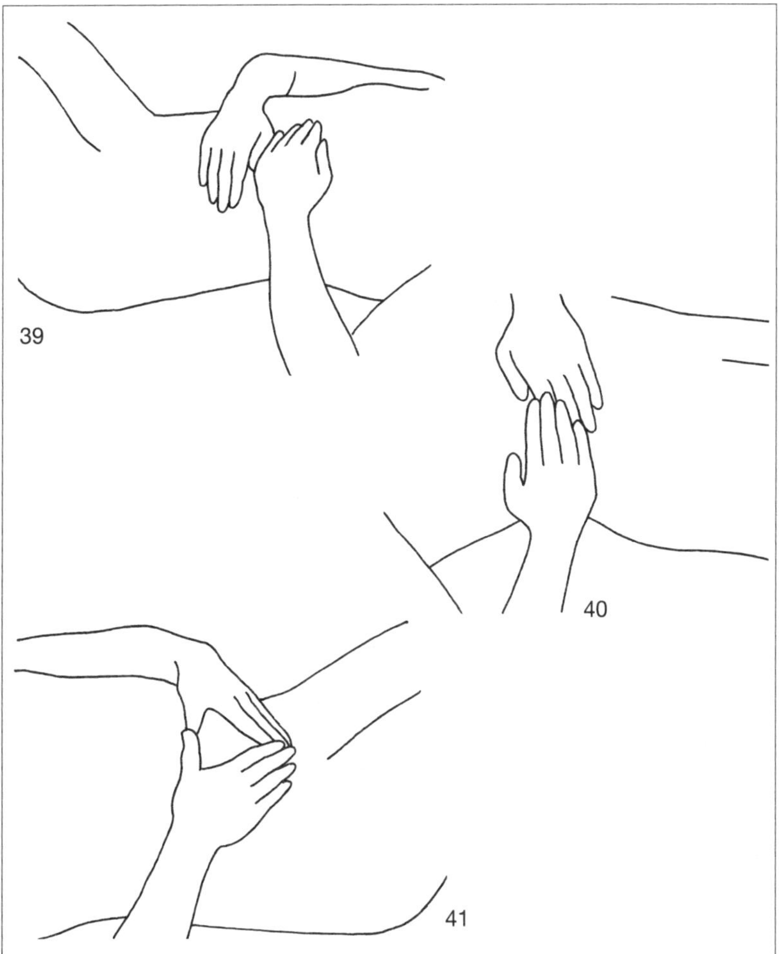

Abb. 39–41

Für die Nieren legen Sie Ihre Hände beidseitig auf den unteren Rücken, die Fingerspitzen etwa auf Höhe des Bauchnabels (Abb. 42).
Für die Lungen befinden sich die Hände beidseitig auf dem Brustkorb auf Höhe der Brust (Abb. 43).

Atmen Sie drei- bis sechsmal leicht betont in Ihre Hände. Vielleicht können Sie durch die Hände die Bewegung der Organe während der Atmung spüren. Am deutlichsten ist während der Einatmung eine Senkung der Bauchorgane und eine tendenziell nach vorne gerichtete Bewegung wahrzunehmen und während der Ausatmung eine kopfwärts, tendenziell nach hinten gerichtete Bewegung.

Am Ende lassen Sie die Wärme und Energie der Hände für einige Atemzüge bewußt in Ihre Organe dringen, während Sie gleichzeitig den minimalen Bewegungen unter Ihrer Hand folgen.

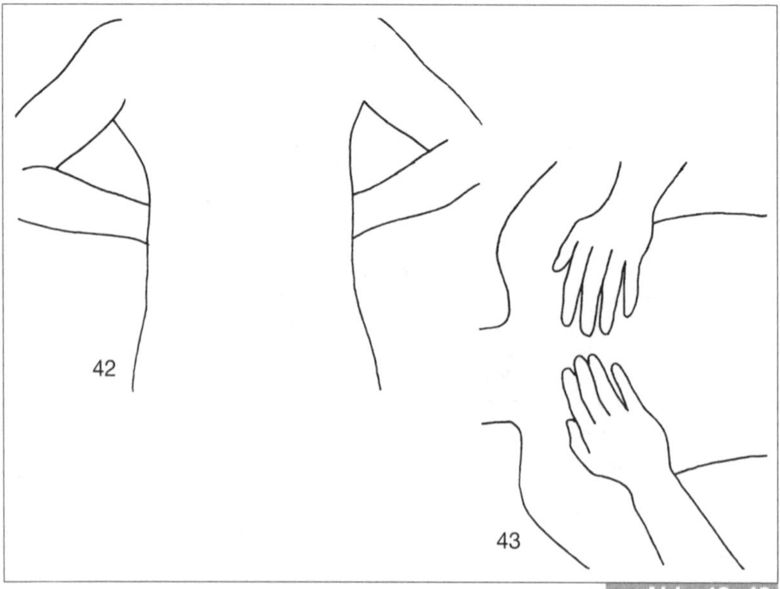

Abb. 42, 43

Kraniosakrales System

Harmonisieren des Hinterhaupts und des vierten Ventrikels

Um das kraniosakrale System, die Flüssigkeitsbewegungen und den gesamten Organismus zu harmonisieren, wird in der Osteopathie die CV-4-Technik angewendet. Dabei wird der vierte Ventrikel, eine mit Hirnflüssigkeit gefüllte Höhlung im hinteren Bereich des Gehirns, minimal komprimiert. Diese Technik wirkt unter anderem entspannend, schlaffördernd, fiebersenkend und schmerzlindernd – mehr als zwanzig Wirkungen werden ihr zugeschrieben.

Ein Teil der Effekte der CV-4-Technik kann – auch ohne Hilfe eines Osteopathen – durch die im folgenden beschriebene Selbstbehandlung erzielt werden.

Achtung:
Nach Verletzungen im Bereich von Kopf und Hals, bei stark erhöhtem Blutdruck, bei Gefahr von epileptischen Anfällen sowie ab dem 7. Schwangerschaftsmonat darf diese Übung nicht ausgeführt werden.

Legen Sie sich auf den Rücken. Verschränken Sie die Finger ineinander, und legen Sie die Hände auf das Hinterhaupt (Abb. 44).

Die richtige Stelle finden Sie, wenn Sie mit den Fingern beidseitig den Nackenbereich nach oben entlangstreichen, bis sie den knöchernen Hinterkopf fühlen. Auf den Hinterkopf legen Sie beidseitig der Mittellinie Ihre Daumenballen auf, ohne die Daumen abzuspreizen.

Sie können vielleicht eine sanfte Weitung und Verengung an den Daumenballen spüren, wie ein mit Wasser gefüllter Ballon, dem rhythmisch etwas Wasser abgezogen und wieder zugeführt wird. Folgen Sie der Bewegung nach innen, und drücken Sie mit den Daumenballen leicht gegen die nach außen gehende Bewegung (Abb. 45).

Variante: Sie können für die Übung auch zwei Tennisbälle zu Hilfe nehmen: Die Bälle in einen Strumpf legen und diesen so zusammenbinden, daß die Bälle einander berühren und nicht verrutschen. Dann den Kopf so auf die Bälle legen wie oben für die

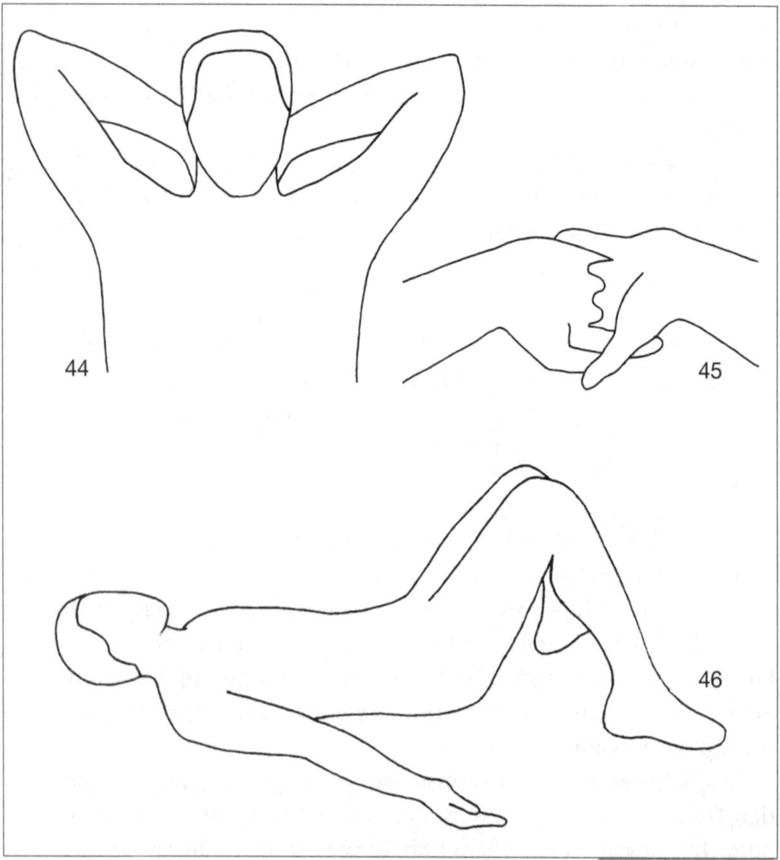

Abb. 44–46

Daumenballen beschrieben. Das gesamte Gewicht des Kopfes ruht auf den Bällen. Zehn bis 15 Minuten so liegenbleiben.

Variante: Bei Verspannungen im Bereich der Wirbelsäule können Sie im Liegen zwei Tennisbälle unter diese Bereiche schieben (neben der Wirbelsäule und nicht direkt unter den Wirbeln). Wenn Sie dann Ihren Atem auf diese Stellen richten, werden Sie spüren, wie Sie sich mit jeder Ausatmung zunehmend entspannen.

Harmonisieren von Kopf, Wirbelsäule und Kreuzbein

Löst Spannungen im Nacken, der Wirbelsäule und des Beckens, verbessert ihr Zusammenwirken und energetisiert den Organismus

Legen Sie sich mit gebeugten Knien auf den Rücken. Die Arme ruhen neben dem Körper, die Handflächen zeigen nach oben (Abb. 46).

Der Hinterkopf, genauer: eine mehr oder weniger deutliche Vorwölbung in der Mitte des Hinterhaupts, ruht auf der Kante einer etwa zehn Zentimeter erhöhten Ablage (z.B. zwei Telefonbücher). Damit der Kopf weicher liegt, können Sie ein Handtuch auf die Bücher legen.

Zehn Minuten entspannt liegenbleiben.

Diaphragmen

Diaphragmen sind nach dem Verständnis der Osteopathie quere Strukturen wie das Zwerchfell oder der Beckenboden. Sie stützen die meist längs ausgerichteten Körperfaszien und unterteilen und begrenzen die Körperhöhlungen. Bei übermäßiger Anspannung der Diaphragmen können diese die Beweglichkeit der Faszien einschränken; das wiederum kann auf Dauer zu Beschwerden führen.

Übung für das Zwerchfell

Das kuppelförmige, muskulös-sehnige Zwerchfell ist ständig aktiv und hält durch seine rhythmischen Kontraktionen jederzeit (auch im Schlaf) die Sauerstoffversorgung des Körpers aufrecht. Durch das Zwerchfell verlaufen sehr große und wichtige Gefäße (z.B. Bauchaorta, untere Hohlvene, Brustlymphdrüsenstrang) und Nerven sowie die Speiseröhre. Übermäßige Spannung im Zwerchfell beeinträchtigt deshalb nicht nur Atmung, Lautbildung und Körperstatik sondern auch Blutfluß, Verdauung und Nervenversorgung.

Legen Sie sich mit gebeugten Knien auf den Boden. Legen Sie die Hände beidseitig des Rippenbogens auf, und entspannen Sie den Bauchraum (Abb. 47). Lassen Sie dann die Hände ins Gewebe einsinken, so daß die Fingerspitzen schließlich den Rippenbogen umfassen und kopfwärts gerichtet sind.

Spüren Sie, wie das Zwerchfell mit jeder Einatmung gegen Ihre Finger drückt und mit jeder Ausatmung kopfwärts steigt. Folgen Sie beim Ausatmen der Bewegung Richtung Kopf, während Sie beim Einatmen leichten Widerstand gegen das herunterdrückende Zwerchfell ausüben.

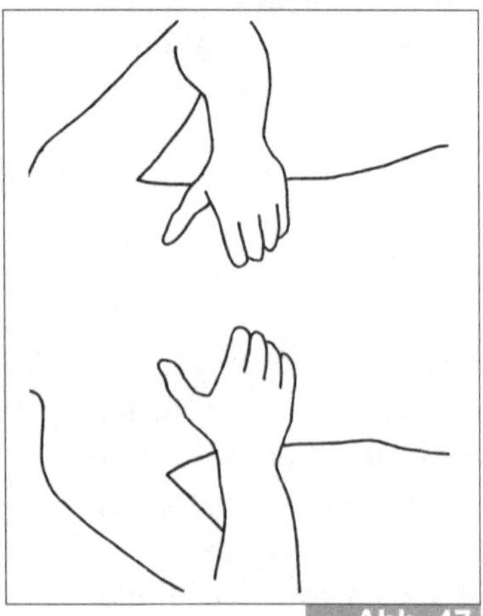

Abb. 47

Führen Sie diese Übung für zwei bis fünf Atemzüge aus.

Variante: Setzen Sie sich an einen Tisch. Beugen Sie sich so vor, daß Sie entspannt mit Schultern und Kinn auf dem Tisch liegen. So kann sich der Bauchraum noch besser entspannen, und es wird Ihnen noch leichter fallen, um den Rippenbogen herumzugreifen.

Übung für den Beckenboden

Die quere Struktur des Beckenbodens ist ebenfalls an vielen Funktionen des Körpers beteiligt. Er unterstützt die Becken- und Bauchorgane, und hat u.a. Einfluß auf das Passieren der Nahrung im Darm und auf die Funktion der Sexualorgane. Er ist außerdem beteiligt bei der Übertragung von Kraft auf die Beine und beim aufrechten Gang.

Die folgende Übung können Sie überall und zu fast jeder Zeit durchführen. Versuchen Sie, rhythmisch den Beckenboden anzuspannen und wieder loszulassen. Die Anspannung ist vergleichbar mit dem Gefühl, wenn der Harndrang zurückgehalten wird.

Üben Sie anfangs zwei- bis dreimal täglich 30 bis 60 Sekunden. Später können Sie auch länger und häufiger üben.

Was Sie für Ihr Lymphsystem tun können

- Sorgen Sie für ausreichend Bewegung, Dehnung und Muskelentspannung, denn der Lymphfluß ist zum großen Teil von der Muskelaktivität abhängig.
- Eine gute Bauchatmung ist Garant für einen guten Lymphfluß, denn das Zwerchfell ist die wichtigste lymphatische Pumpe. In der Einatemphase wird die Lymphe weitergepumpt; in der Ausatemphase füllt sich der tiefgelegene Lymphplexus.
- Eine gute Darmperistaltik wirkt als Pumpe für einen Großteil der Lymphflüssigkeit. Unterstützen sie diesen Prozeß durch ballaststoffreiche Ernährung.
- Sanfter Ausdauersport aktiviert das Lymphsystem, denn auch der Pulsschlag der Blutgefäße wirkt als Lymphpumpe.
- Achten Sie auf Ausgleich zwischen Aktivität und Erholung. Ein ausgeglichenes autonomes Nervensystem führt zu rhythmischen Kontraktionen der großen Lymphgefäße.

- Ausreichende Flüssigkeit und eine gesunde Ernährung erhalten einen guten Spannungszustand der Bindegewebe und Faszien, die den Lymphfluß unterstützen.
- Entspannte Schultern begünstigen in den Venenwinkeln den Rückfluß der Lymphe in den Blutkreislauf. Im rechten Venenwinkel wird die Lymphe aus dem Kopf- und Schulterbereich geleitet; der linke Venenwinkel nimmt die Lymphe des gesamten übrigen Körpers auf.
- Bewegung an frischer Luft mit einigen sanften Dehnungspausen und viel Lachen tun nicht nur der Seele gut, sondern auch Ihrem Lymphsystem.

Übung für das Lymphsystem

> *Achtung:*
> *Bei akuten Infektionen, Fieber, ernsthaften Gefäß- und Herzerkrankungen, Blutungen, akuten Störungen beim Wasserlassen sowie Krebserkrankungen darf diese Übung nicht ausgeführt werden.*

Legen Sie die Finger beider Hände oberhalb der Schlüsselbeine beidseitig in die Schlüsselbeingruben (Abb. 48). Machen Sie mit den Handgelenken eine sehr sanfte, ausstreichende Bewegung in Richtung Füße, und üben Sie dabei nur minimalen Druck aus – etwa so viel, wie Sie spüren, wenn Sie eine Zehn-Cent-Münze auf Ihre Hand legen. Eine Ausstreichung dauert etwa eine bis fünf Sekunden. – Höchstens fünfmal ausführen.

Variante: Eine ähnliche ausstreichende Bewegung können Sie auch an Achselhöhlen, Leisten und Mittellinie unterhalb des Brustbeines durchführen. Die Richtung der Ausstreichungen geht immer herzwärts.

Übungen zur energetischen Harmonisierung

Energieausgleich in Kopf, Brustkorb, Bauch und Becken

In Kopf und Wirbelsäule zeigen sich Nervenaktivität und Sinneswahrnehmung, in Brustkorb, Herz und Lunge rhythmische Aktivität, im Bauchraum mit dem Verdauungssystem Stoffwechselaktivität und im Becken die Fortpflanzungsaktivität.

Liegen Sie entspannt auf dem Rücken. Legen Sie Ihre Hände nacheinander auf die vier Bereiche (Abb. 49), und vergleichen Sie die energetische Aktivität dieser Systeme miteinander.

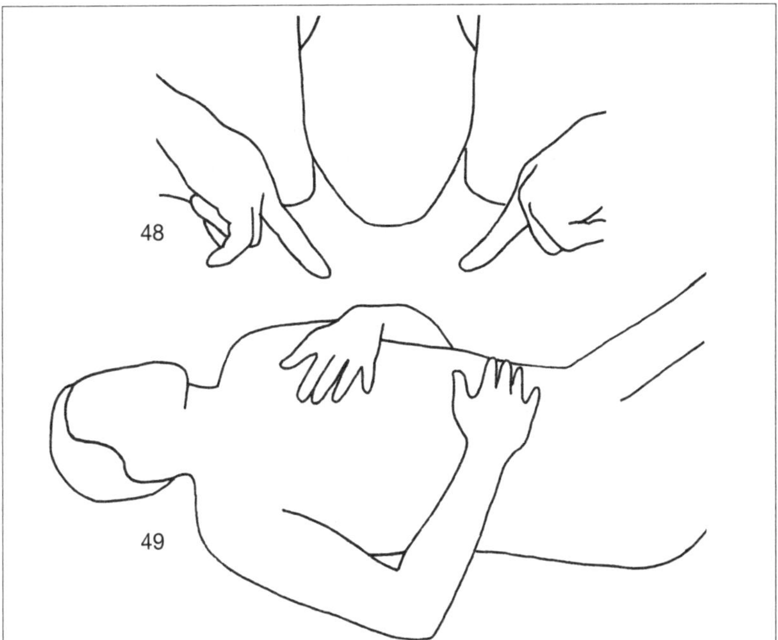

Abb. 48, 49

Wenn Sie ein Ungleichgewicht zwischen zwei Bereichen wahrnehmen, legen Sie Ihre Hände auf diese Regionen, und schaffen Sie dadurch einen Ausgleich.

Varianten: Eine andere Möglichkeit besteht darin, Ihre spielerische, unvoreingenommene Seite kennenzulernen. Lassen Sie sich von Ihrer Intuition leiten, indem Sie einfach spüren, welcher dieser vier Körperregionen die aufgelegten Hände besonders guttun. Führen Sie dies so lange aus, wie Sie sich wohl dabei fühlen.

Zur Beruhigung, zum Beispiel bei Angst oder Einschlafstörungen, legen Sie eine Hand auf die Nabel- und die andere Hand auf die Herzregion. Das harmonisiert die Aktivität in diesen beiden Bereichen.

Energieausgleich im Sonnengeflecht

Nach Robert Fulford D.O. ist das Sonnengeflecht eine Art emotionales Gedächtnis des Körpers, das zum Beispiel traumatische Erlebnisse speichert. Die folgende Übung ist geeignet, Spannungen in diesem Bereich sowie im vegetativen Nervensystem aufzulösen und die Atmung zu beruhigen. Außerdem begünstigt sie den lymphatischen Rückfluß vom Bauch- in den Brustraum.

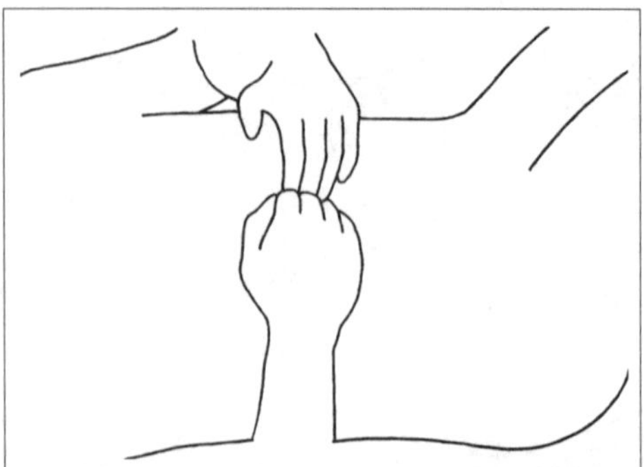

Abb. 50

Sie liegen entspannt auf dem Rücken. Legen Sie die Finger beider Hände auf die Region in der Mitte zwischen Bauchnabel und unterem Ende des Brustbeins (Abb. 50). Drücken Sie mit den Fingern beider Hände sanft in den Bauchraum, und führen Sie eine sanft vibrierende Bewegungen aus, bis eine deutliche Aufweichung des Gewebes in dieser Region spürbar wird.

Entspannungsübungen

Kniekreisen

Zum Entspannen des unteren Rückens

Legen Sie sich auf den Rücken, ziehen Sie die Knie zu sich heran, und umfassen Sie sie mit den Händen. Der gesamte Rücken und der Kopf liegen entspannt auf dem Boden.

Führen Sie mit den Händen die Knie in Form einer liegenden Acht; die Beine werden dabei nicht aktiv bewegt. Beginnen Sie mit sichtbaren Bewegungen, und lassen Sie sie dann immer kleiner werden, bis sie nicht mehr zu sehen sind.

An- und entspannen

Heben Sie beide Beine leicht vom Boden ab, und spannen Sie alle Beinmuskeln so stark wie möglich für etwa fünf Sekunden an; dann entspannen und fallen lassen.

Den Po leicht vom Boden anheben und ihn so stark wie möglich für etwa fünf Sekunden anspannen; dann entspannen und fallen lassen.

Den unteren Rücken für etwa fünf Sekunden in den Boden pressen und dann wieder entspannen.

Die Schulterblätter vom Boden abheben und für etwa fünf Sekunden so stark wie möglich aufeinander zubewegen; dann entspannen und zurücklegen.

Beide Arme vom Boden anheben, die Hände fest zu Fäusten zusammenpressen und die gesamten Armmuskeln so stark wie möglich für etwa fünf Sekunden anspannen; dann entspannen und fallen lassen.

Die Schultern für etwa fünf Sekunden kräftig zum Kopf ziehen und dann wieder entspannen.

Alle Gesichtsmuskeln für etwa fünf Sekunden in Richtung Nasenspitze zusammenziehen (eine Fratze machen) und anschließend wieder lösen.

Augen weit öffnen und Zunge so weit wie möglich herausstrecken; etwa fünf Sekunden halten und dann wieder lösen.

Den Kopf sanft einmal nach rechts und nach links drehen und wieder in entspannter Mittellage ablegen.

Reise durch den Körper

Legen Sie sich in einem warmen Raum und/oder zugedeckt auf den Rücken, die Beine locker nebeneinander, die Arme etwas vom Körper entfernt und die Hände nach oben geöffnet. Schließen Sie die Augen.

Sprechen Sie innerlich den Namen der jeweiligen Körperteile aus, und richten Sie Ihre Aufmerksamkeit für ein bis zwei Sekunden auf diese Stelle; gehen Sie dann weiter zum nächsten Körperbereich. Halten Sie möglichst immer die gleiche Reihenfolge ein. Sie können diese Worte langsam und deutlich auf eine Kassette oder CD sprechen (nach jedem Wort etwa eine Sekunde Pause machen) und diese zum Üben abspielen.

Hier ein Vorschlag für eine mögliche Abfolge:

- Rechte Schulter, rechte Achsel, rechter Oberarm, rechter Ellenbogen und Unterarm, rechtes Handgelenk und rechte Handfläche, Handrücken, Daumen, Zeige-, Mittel-, Ringfinger und kleiner Finger, gesamter rechter Arm.
- Rechte Hüfte, rechter Oberschenkel, rechtes Knie und Unterschenkel, rechtes Fußgelenk, Fußsohle, Fußrücken, großer

Zeh, zweiter, dritter, vierter und kleiner Zeh, das gesamte rechte Bein.

- Linke Schulter, linke Achsel, linker Oberarm, linker Ellenbogen und Unterarm, linkes Handgelenk und linke Hand, Daumen, Zeige-, Mittel-, Ringfinger und kleiner Finger, gesamter linker Arm.
- Linke Hüfte, linker Oberschenkel, linkes Knie und Unterschenkel, linkes Fußgelenk, Fußsohle, Fußrücken, großer Zeh, zweiter, dritter, vierter und kleiner Zeh, gesamtes linkes Bein.
- Rechter Arm und rechtes Bein, rechter Arm und linkes Bein.
- Linker Arm und linkes Bein, linker Arm und rechtes Bein.
- Beckenboden, unterer Rücken, mittlerer Rücken, oberer Rükken.
- Unterbauch, Oberbauch, Brustkorb.
- Magen, Darm, Leber, Bauchspeicheldrüse, Niere, Blase, Herz, Lunge.
- Nacken, Hals, Unterkiefer, Ohrregion, Zunge, mittleres Gesicht, Augenlider, Augäpfel, Stirn, Kopf und Hinterkopf.
- Gesamte rechte Körperhälfte, gesamte linke Körperhälfte, gesamte Körperrückseite, gesamte Körpervorderseite.

Anhang

Dank

Wesentlichen Anteil an diesem Buch haben die Lehrer sowie Kolleginnen und Kollegen von Torsten Liem. Ihre authentischen Berichte verdeutlichen besser als jede noch so schlüssige theoretische Erklärung, wie Osteopathen arbeiten und wie ihre Kunst in der Praxis helfen kann. Dafür danken wir

Jean-Pierre Barral, D.O., Frankreich
Alan R. Becker, D.O., F.A.A.O., F.C.A., USA
Franz Buset, D.O., Belgien
Richard Allen Feely, D.O., F.A.A.D.E.P., F.A.A.O., F.C.A., USA
Joseph S. Glasso, D.O., USA
John C. Glover, D.O., USA
Stefan Hagopian, D.O., USA
Nicholas Handoll, D.O., England
Stuart Korth, D.O., England
Jacklyn Krieg, D.O., Schweiz
Fred L. Mitchell jr., D.O., F.A.A.O., F.C.A., USA
Jean Louis Olivier, D.O., Frankreich
Thomas Schulz, D.O., USA
Anne Wales, D.O., F.A.A.O., F.C.A., USA

Für die Hilfe beim Übersetzen einiger Berichte danken wir Katja Hinz.
Für ihre Beharrlichkeit, die dieses Buchprojekt erst möglich gemacht hat, und für die ermutigende Unterstützung unserer Arbeit danken wir Heike Wilhelmi vom Ariston Verlag.

Anmerkungen / Literaturhinweise

1 H. M. Wright: Perspectives in Osteopathic Medicine. Kirksville College of Osteopathic Medicine, Kirksville 1976.
2 G.W. Northup: Osteopathic Medicine. An American Reformation. American Osteopathic Association, Chicago 1966, Seite 15.
3 Malte Bühring: Naturheilkunde. C.H. Beck, München 1997, Seite 8.
4 G.W. Northup: Osteopathic Medicine. An American Reformation. American Osteopathic Association, Chicago 1966, Seite 15.
5 Torsten Liem: Kraniosakrale Osteopathie – ein praktisches Lehrbuch. Hippokrates, 1998, Seite 317.
6 H.V. Hoover: Fundamentals of Technique. In: Yearbook of the Academy of Applied Osteopathy, 1949, Seite 25–41.
7 Andrew Taylor Still: Philosophy of Osteopathy. Kirksville, 6th reprint. American Academy of Osteopathy, Ohio 1986, Seite 108.
8 Carol Trowbridge: Andrew Taylor Still 1828–1917. Thomas Jefferson University Press, Kirksville/Missouri 1991, Seite 30.
9 Andrew Taylor Still: Autobiography, American Academy of Osteopathy, Third Reprint January 1994, Seite 32.
10 Andrew Taylor Still: Autobiography, Seite 84.
11 Carol Trowbridge: Andrew Taylor Still, Seite 93.
12 Andrew Taylor Still: Autobiography.
13 Carol Trowbridge: Andrew Taylor Still, Seite 128.

Ergänzende Literatur zum Selbsthilfe-Übungsprogramm

Commeaux Z.: Robert Fulford, D.O. and the philosopher physician. Eastland Press, Seattle 2002.

Fulford, R. C.: Dr. Fulfords Touch of Life. The healing power of the natural life force. Pocket Books, New York 1996.

Mayer, J.: Osteopathische Übungen nach Dr. Fulford. Osteopath. Med. 1 (2002) 26–27.

Rosemary und Steve Weissman: Mitfühlendes Verständnis. Vipassana Meditation. Jhana Verlag. 2. Auflage, Uttenbühl 2001.

Bildnachweis

Abb. 1, S. 12, aus: Liem, Torsten: Kraniosakrale Osteopathie – ein praktisches Lehrbuch. Hippokrates, 1998, S. 425.

Abb. 2, S. 31, Foto: Torsten Liem.

Abb. 3, S. 36, Zeichnung: Matthias Wagner.

Abb. 4, S. 37, Zeichnung: Matthias Wagner.

Abb. 5, S. 75, nach: Freres, M. / Mairlot, M.-B.: Maîtres et Clés de la Posture. Éditions Frison-Roche, Paris 1997. S. 125.

Abb. 6, S. 79, Foto: Torsten Liem.

Abb. 7, S. 81, Foto: Torsten Liem.

Abb. 8, S. 84, Foto: Torsten Liem.

Abb. 9, S. 88, Foto: Torsten Liem.

Abb. 10, S. 92, aus: Liem, Torsten: Kraniosakrale Osteopathie – ein praktisches Lehrbuch. Hippokrates, 1998, S. 236.

Abb. 11, S. 98, Foto: Ariston Verlag.

Abb. 12, S. 124, Trowbridge, Carol: Andrew Taylor Still 1828–1917. Thomas Jefferson University Press, Kirksville/Missouri 1991, S. VI.

Abb. 13, S. 133, Foto: Alan R. Becker.

Abb. 14–50, S. 147–181, Illustrationen: Die Werkstatt München / Weiss · Zembsch

Adressen (Fachgesellschaften und Verbände)

WOHO World Osteopathie Health Organization
Gemeinnützige Organisation mit dem Ziel, die Philosophie, Forschung, Lehre und Praxis der Osteopathie zu fördern, zu schützen und zu etablieren. Internet: www.woho.org

in Deuschland:

Akademie für Osteopathie
Römnerschanzenweg 5
82131 Gauting
Tel. 0 89 / 89 34 00 68
www.osteopathie-akademie.de

Deutsche Gesellschaft für Kinderosteopathie (DGKO)
Rabenberg 11
22391 Hamburg
www.kinderosteopathen.de

Deutsche Gesellschaft für Osteopathische Medizin (DGOM)
Belchenstr. 1–5
68163 Mannheim
Tel. 06 21/4 362 66 92
www.dgom.info

Register der traditionellen Osteopathen in Deutschland (ROD)
Salinstr. 3
83022 Rosenheim
Tel. 0 89/17 95 80 54
www.r-o-d.info

Verband der Osteopathen Deutschland (VOD)
Untere Albrechtstr. 15
65185 Wiesbaden
Tel. 06 11/5 808 97 50
www.osteopathie.de

Verband der Osteopathie Schule Deutschland (VOSD)
Rabenberg 11
22391 Hamburg
Tel. 0 40/6 44 15 69 25
www.osteopathie.schule.de

in England:

General Osteopathic Council (GOsC)
Osteopathy House
176 Tower Bridge Road
London SE1 3LU
Tel. 00 44/0 20 73 57 66 55
www.osteopathy.org.uk

in Frankreich:

Association Française d' Ostéopathie (AFO)
3 rue Ribot
3400 Montpellier
Tel. 00 33/06 64 93 40 49
www.osteopathie-afo.com

L'Union Fédérale des Ostéopathes de France (UFOF)
Rue de Trois Capitaines
26400 Crest
Tel. 00 33 / 04 75 25 79 04
www.osteofrance.com

in Holland:

Bert Jansen D.O.
Prins Hendriklaan 20
5707 Helmond
Tel. 00 31/04 92 54 65 48
www.osteopathie-helmond.nl

in Luxemburg:

Association Luxembourgeoise des Ostéopathes (ALDO)
17 rue du Moulin
9650 Esch-sur-Sûre
Tel. 00 352/26 88 92 81
www.osteopathie.lu

in Österreich:

Österreichische Gesellschaft für Osteopathie (OEGO)
Schottenfeldgasse 85/7
1070 Wien
Tel. 00 43/699 11 90 68 87
www.oego.org

in der Schweiz:

Schweizerischer Verband der Osteopathen (SVO-FSO)
2 route du Lac
1094 Paudex
Tel. 00 41/21 796 3330
www.osteopathes-suisses.ch

Osteopathenvereinigung Schweiz (OVS)
Hofzelgweg 3
8610 Uster
www.osteopathenvereinigung.ch

in den USA:

American Academy of Osteopathy (AAO)
3500 Depauw Boulevard
Suite 1080
Indianapolis 46268- 1136
Tel. 001 /31 78 79 18 81
www.academyofosteopathy.org

Register